让孩子告别肥胖

儿童青少年全程体重管理

主编　牛杨　汤庆娅

副主编　冯一　盛金叶　陆雯昳

U0397729

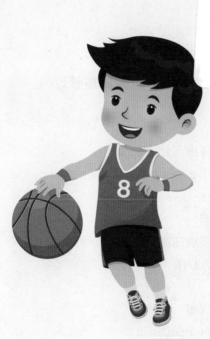

上海科技教育出版社

图书在版编目（CIP）数据

让孩子告别肥胖：儿童青少年全程体重管理 / 牛杨, 汤庆娅主编. -- 上海：上海科技教育出版社，2025.1. -- ISBN 978-7-5428-8206-6

Ⅰ. ① R723.14

中国国家版本馆 CIP 数据核字第 20241UU606 号

责任编辑　姜国玉　蔡　婷
装帧设计　杨　静

让孩子告别肥胖：儿童青少年全程体重管理
主编　牛　杨　汤庆娅

出版发行　上海科技教育出版社有限公司
　　　　　　（上海市闵行区号景路159弄A座8楼　邮政编码201101）

网　　址　www.sste.com　　www.ewen.co
经　　销　各地新华书店
印　　刷　苏州美柯乐制版印务有限责任公司
开　　本　720 × 1000　1/16
印　　张　13
版　　次　2025年1月第1版
印　　次　2025年1月第1次印刷
书　　号　ISBN 978-7-5428-8206-6/R·491
定　　价　88.00元

编写人员名单

主　编　牛　杨　汤庆娅

副主编　冯　一　盛金叶　陆雯昳

编　委　茅晓蒙　赵雪林　阮慧娟　李　继　许凯婕

　　　　赵　萱　项　怡　王岭玉　王叶佳　章敏晶

　　　　张亚捷　马凯旋　孙　艳　周子琪

插画师　张亚捷　陈瑞莲

致　谢　沈秀华　陈瑞莲

前　言

　　儿童青少年超重、肥胖是当前社会的重要公共卫生问题，严重影响了孩子们的身心健康，并增加了医疗卫生和家庭的支出。2020 年发布的《中国居民营养与慢性病状况报告》指出 6 岁以下儿童超重率和肥胖率分别为6.8% 和 3.6%，6~17 岁的儿童超重率和肥胖率分别为 11.1% 和 7.9%。面对不断上涨的儿童超重肥胖率的现状，如何为学生、家长、老师和医务人员提供有效的饮食、运动、睡眠和治疗的行动方案，是当前迫切需要解决的问题。

　　为此，本书以当前儿童肥胖所面临的主要问题为切入点，以学生、家长、教师和医务人员为读者对象，撰写了 10 个章节，重点介绍了营养、运动、睡眠和医疗 4 部分内容。采用通俗易懂的语言和插图，介绍了饮食的注意事项、健康烹调的技巧、运动期间的饮水、适宜运动的选择，以及睡眠对肥胖的影响等，还分别向家长和医务人员介绍了儿童肥胖在医疗机构就诊和治疗中的注意事项，并解答了常见的减肥中的误区。本书不仅可以为学生、家长和老师提供切实可行的肥胖预防和控制的方案，还可作为医务人员在肥胖儿童减重诊疗时的参考书，助力《健康中国行动（2019—2030年）》和"体重管理年"活动的开展和方案的落实。

本书编写的完成要感谢每一位参编者、插图的绘制和审核者的辛勤付出。同时，还要感谢上海交通大学文科科研创新项目、上海市健康科普青年英才专项（JKKPYC-2022-06）和上海市卫生健康委员会临床研究项目（20234Y0038）的资助，使本书能顺利出版。

牛杨 汤庆娅

上海交通大学医学院附属新华医院

2024年10月

目 录

第一章

儿童肥胖概述

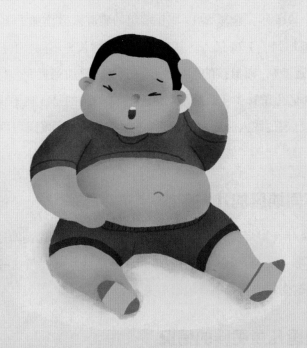

第一节 国内外儿童肥胖的现状

近年来，儿童肥胖人数在全球范围内呈现上升趋势。不论是在发展中国家还是在发达国家，肥胖已经成为一个严重的公共卫生问题。肥胖不仅直接影响儿童的身心健康，而且还会增加儿童在成年后罹患其他慢性代谢性疾病和肿瘤的风险。

一、肥胖正在快速增长

通过世界卫生组织（World Health Organization，WHO）的报告我们可以发现，从1975—2016年，全球5~19岁年龄组的肥胖人数增加了10倍以上，已经由1100万人增加到了1.24亿人。其中男、女的增长率不同，女孩的肥胖率从不到1%增加到近6%，而男孩的肥胖率从不到1%增加到近8%。截至2022年，全球已有1.59亿儿童青少年患有肥胖。更值得关注的是，在不少国家中，儿童肥胖的增长率已超过成人肥胖的增长率。这意味着如果我们再不采取有效措施，儿童和青少年肥胖问题可能将会变得更加严重。

二、不同地区的儿童肥胖

根据2024年《世界肥胖报告》，肥胖儿童和青少年比例增速较快的地区是东亚地区、高收入英语地区，以及中东和北非地区。可能与这些地区的经济发展、生活方式改变和饮食习惯等因素有关。

三、我国儿童肥胖的情况

在过去的几十年里，我国通过多次全国性调查，对儿童和青少年进行了标准化的人体测量，涉及31个省、市和自治区，为了保证调查的结果尽量准确和公平，调查人员采用了一种叫"多阶段、分层、整群随机抽样"的方法来选择参与调查的儿童。根据 2021 年发布的中国儿童青少年肥胖症的流行病学报告结果，1985—2014 年，7~18 岁儿童青少年的平均体质指数（body mass index，BMI）持续增加，超重和肥胖的患病率也显著上升，男孩的增幅略大于女孩。此外，6 岁以下儿童的超重和肥胖问题也不容忽视，其超重和肥胖的患病率也呈现出增长趋势。

四、我国不同地区的肥胖情况

在我国，城市和农村以及不同区域间儿童青少年超重和肥胖的患病率不同。首先，从城市和农村的对比来看，城市的超重和肥胖患病率明显高于农村偏远地区。对于 6~17 岁儿童青少年，其中大城市的超重和肥胖患病率分别为 13.2% 和 8.9%，中小型城市的超重和肥胖患病率分别为 10.6% 和 7.6%。经济发展较好乡村的超重和肥胖患病率分别为 8.9% 和 5.6%，经济发展较弱乡村的超重和肥胖患病率分别为 7.5% 和 4.3%。

其次，不同区域间的超重和肥胖患病率也存在差异。过去的 20 年中，我国北部、东北部和渤海区域出现了大量的超重和肥胖的儿童青少年。相比之下，广东、海南等沿海地区，以及广西、贵州、青海等地区的超重肥胖患病率相对较低。

五、我国不同性别儿童的肥胖情况

在全国的儿童青少年中，男孩的超重和肥胖患病率均高于女孩。例如，2014 年 6~18 岁男孩的超重和肥胖患病率为 24.2%，女孩为 14.6%。之所以有较大的差异，可能的原因是男孩更倾向选择各类含糖饮料、油炸类食品等高能量食物。

第二节　什么是儿童肥胖

肥胖被定义为由多因素引起，因能量摄入超过能量消耗，导致体内脂肪积累过多，从而达到危害健康，并成为一种慢性代谢性疾病的状态。众所周知，在成年人中，通常使用 BMI 来评价是否超重肥胖，但对于儿童青少年人群，评估标准要求更为细致和特殊，因为他们处于生长发育的特殊生理阶段，年龄每增加 1 岁，身高、体重、BMI 或腰围等指标都有所变化。因此，对于儿童青少年的超重和肥胖，在不同性别各年龄组都会有一个相对应的判定值。

需要注意的是，不同的国家和组织对于儿童青少年超重和肥胖的标准有所不同。世界卫生组织针对 5~19 岁的儿童青少年，制定了一个全球统一的评价标

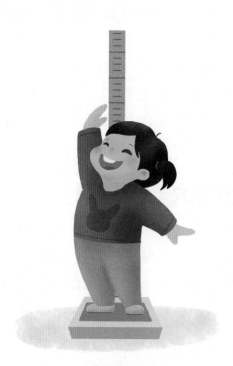

儿童身高测量

准来判断他们是否超重或肥胖。这个标准是由专家们综合考虑了 22 个不同国家的儿童青少年的身体数据确定的，以确保它的准确性和适用性。然而，越来越多的研究表明，由于种族的差异，中国人在相同的 BMI 水平下，可能拥有比白种人更高的体脂百分比，这意味着我们面临的心血管疾病风险和其他健康问题的可能性也会更高。因此，在我国的临床医疗实践中，为了更准确地评估超重和肥胖情况，更倾向于使用中国自己的评价标准。这样做可以更好地反映中国人的健康状况，从而为我们提供更有效的健康指导。

一、学龄期儿童 BMI 筛查值

在早期，学校卫生保健领域常用"身高别体重标准"这一评价指标来判断超重肥胖，但这种方法有个明显的局限，那就是它无法充分考虑到学龄期儿童在青春期由于发育早晚所带来的个体差异，尤其是难以准确区分超重和肥胖。针对这一情况，2004 年中国肥胖问题工作组提出建立各年龄组相对应的 BMI 临界值来评价儿童青少年超重肥胖的问题，并可接轨 18 岁与成人的 BMI 评价标准。2018 年由中国疾病预防控制中心营养与健康所、中国疾病预防控制中心妇幼保健中心和北京大学儿童青少年卫生研究所共同起草了我国最新的《学龄儿童青少年超重与肥胖筛查》，作为推荐性卫生行业标准。

2021 年《中国儿童肥胖的评估、治疗和预防指南》为家长、教师、医务工作者等提供了一套明确的评估标准来筛查中国儿童超重与肥胖。对于 6 岁以下的儿童，专家组推荐使用 2009 年《中国 0~18 岁儿童、青少年体块指数的生长曲线》中的标准。若儿童 BMI $\geq P_{85}$，则为超重；若 BMI $\geq P_{95}$，则为肥胖（表 1–1~ 表 1–3）。对于 6 岁及以上儿童青少年超重与肥胖，建议采用《学龄儿童青少年超重与肥胖筛查》的标准进行筛查（表 1–4）。一旦发现超重或肥胖，应及时到医院临床营养科就诊，以便系统且全面地评估肥胖，并对肥胖相关的并发症进行诊治。

表 1-1　0~18 岁男童 BMI 百分位数值表（kg/m^2）（2009 年）

年龄 （岁）	P_3	P_5	P_{15}	P_{50}	P_{85}	P_{95}	P_{97}
0.0	11.2	11.4	12.0	13.1	14.3	15.0	15.3
0.5	15.3	15.6	16.4	18.0	19.7	20.8	21.2
1.0	14.8	15.1	15.8	17.2	18.7	19.8	20.2
1.5	14.3	14.5	15.2	16.5	17.9	18.9	19.2
2.0	14.3	14.5	15.1	16.3	17.7	18.6	19.0
2.5	14.0	14.2	14.8	16.0	17.3	18.2	18.6

（续表）

年龄（岁）	P_3	P_5	P_{15}	P_{50}	P_{85}	P_{95}	P_{97}
3.0	13.7	14.0	14.5	15.7	17.0	17.9	18.2
3.5	13.5	13.8	14.3	15.5	16.8	17.6	18.0
4.0	13.4	13.6	14.2	15.3	16.7	17.6	17.9
4.5	13.3	13.5	14.1	15.2	16.6	17.5	17.9
5.0	13.2	13.4	14.0	15.2	16.7	17.6	18.1
5.5	13.2	13.4	14.0	15.3	16.8	17.9	18.3
6.0	13.1	13.4	14.0	15.3	17.0	18.1	18.6
6.5	13.1	13.3	14.0	15.5	17.2	18.4	19.0
7.0	13.1	13.4	14.1	15.6	17.5	18.8	19.4
7.5	13.1	13.4	14.2	15.8	17.8	19.2	19.9
8.0	13.2	13.5	14.3	16.0	18.1	19.7	20.4
8.5	13.2	13.5	14.4	16.2	18.5	20.2	20.9
9.0	13.3	13.7	14.6	16.4	18.9	20.7	21.5
9.5	13.4	13.8	14.7	16.7	19.2	21.2	22.0
10.0	13.6	13.9	14.9	17.0	19.6	21.7	22.6
10.5	13.7	14.1	15.1	17.2	20.1	22.2	23.1
11.0	13.9	14.3	15.3	17.5	20.5	22.7	23.6
11.5	14.1	14.5	15.6	17.8	20.8	23.1	24.2
12.0	14.3	14.7	15.8	18.1	21.2	23.6	24.6
12.5	14.5	14.9	16.0	18.4	21.6	24.0	25.1
13.0	14.7	15.1	16.2	18.7	21.9	24.4	25.5
13.5	14.8	15.3	16.4	18.9	22.3	24.8	25.9
14.0	15.0	15.4	16.7	19.2	22.6	25.1	26.3
14.5	15.2	15.6	16.9	19.4	22.9	25.5	26.6

（续表）

年龄（岁）	P₃	P₅	P₁₅	P₅₀	P₈₅	P₉₅	P₉₇
15.0	15.4	15.8	17.1	19.7	23.1	25.8	26.9
15.5	15.5	16.0	17.2	19.9	23.4	26.1	27.2
16.0	15.7	16.1	17.4	20.1	23.6	26.3	27.5
16.5	15.8	16.3	17.6	20.3	23.9	26.6	27.8
17.0	16.0	16.5	17.8	20.5	24.1	26.8	28.0
17.5	16.1	16.6	17.9	20.7	24.3	27.1	28.3
18.0	16.3	16.7	18.1	20.8	24.5	27.3	28.5

注：表中年龄为整数年龄，如0.5岁表示半岁，即6月龄，8.5岁表示8岁半整。

表1-2 0~18岁女童BMI百分位数值表（kg/m²）（2009年）

年龄（岁）	P₃	P₅	P₁₅	P₅₀	P₈₅	P₉₅	P₉₇
0.0	11.1	11.3	11.9	13.0	14.3	15.1	15.4
0.5	15.0	15.2	16.0	17.4	19.0	20.1	20.5
1.0	14.5	14.8	15.5	16.7	18.2	19.2	19.6
1.5	13.9	14.2	14.8	16.0	17.4	18.3	18.7
2.0	13.9	14.1	14.8	15.9	17.3	18.2	18.6
2.5	13.6	13.9	14.5	15.6	17.0	17.9	18.3
3.0	13.5	13.7	14.3	15.4	16.8	17.7	18.0
3.5	13.3	13.5	14.1	15.3	16.6	17.5	17.9
4.0	13.2	13.4	14.0	15.2	16.5	17.5	17.8
4.5	13.0	13.3	13.9	15.1	16.5	17.4	17.8
5.0	12.9	13.2	13.8	15.0	16.5	17.5	17.9
5.5	12.8	13.1	13.7	15.0	16.5	17.5	18.0
6.0	12.8	13.0	13.7	15.0	16.5	17.6	18.1

（续表）

年龄（岁）	P_3	P_5	P_{15}	P_{50}	P_{85}	P_{95}	P_{97}
6.5	12.7	13.0	13.6	15.0	16.6	17.8	18.2
7.0	12.7	12.9	13.6	15.0	16.7	17.9	18.5
7.5	12.7	12.9	13.7	15.1	16.9	18.2	18.7
8.0	12.7	13.0	13.7	15.2	17.1	18.5	19.0
8.5	12.7	13.0	13.8	15.4	17.4	18.8	19.4
9.0	12.8	13.1	13.9	15.6	17.7	19.2	19.9
9.5	13.0	13.3	14.1	15.8	18.0	19.7	20.4
10.0	13.1	13.4	14.3	16.1	18.4	20.1	20.9
10.5	13.3	13.6	14.5	16.4	18.8	20.7	21.5
11.0	13.5	13.9	14.8	16.7	19.3	21.2	22.0
11.5	13.8	14.1	15.1	17.1	19.7	21.7	22.6
12.0	14.0	14.4	15.4	17.4	20.2	22.3	23.2
12.5	14.3	14.6	15.7	17.8	20.6	22.8	23.7
13.0	14.5	14.9	16.0	18.1	21.1	23.2	24.2
13.5	14.8	15.2	16.2	18.5	21.4	23.7	24.7
14.0	15.0	15.4	16.5	18.8	21.8	24.1	25.1
14.5	15.2	15.6	16.7	19.1	22.1	24.5	25.5
15.0	15.4	15.8	17.0	19.3	22.4	24.8	25.9
15.5	15.6	16.0	17.2	19.5	22.7	25.1	26.1
16.0	15.8	16.2	17.3	19.7	22.9	25.3	26.4
16.5	15.9	16.3	17.5	19.9	23.1	25.5	26.6
17.0	16.0	16.4	17.6	20.0	23.3	25.7	26.8
17.5	16.2	16.6	17.7	20.2	23.4	25.9	27.0
18.0	16.3	16.7	17.9	20.3	23.6	26.1	27.2

注：表中年龄为整数年龄，如 0.5 岁表示半岁，即 6 月龄，8.5 岁表示 8 岁半整。

表 1-3　2~18 岁儿童超重、肥胖筛查 BMI 界值点（kg/m^2）（2009 年）

年龄（岁）	男童超重	男童肥胖	女童超重	女童肥胖
2.0	17.5	18.9	17.5	18.9
2.5	17.1	18.4	17.1	18.5
3.0	16.8	18.1	16.9	18.3
3.5	16.6	17.9	16.8	18.2
4.0	16.5	17.8	16.7	18.1
4.5	16.4	17.8	16.6	18.1
5.0	16.5	17.9	16.6	18.2
5.5	16.6	18.1	16.7	18.3
6.0	16.8	18.4	16.7	18.4
6.5	17.0	18.8	16.8	18.6
7.0	17.2	19.2	16.9	18.8
7.5	17.5	19.6	17.1	19.1
8.0	17.8	20.1	17.3	19.5
8.5	18.2	20.6	17.6	19.9
9.0	18.5	21.1	17.9	20.4
9.5	18.9	21.7	18.3	20.9
10.0	19.3	22.2	18.7	21.5
10.5	19.7	22.7	19.1	22.1
11.0	20.1	23.2	19.6	22.7
11.5	20.4	23.7	20.1	23.3
12.0	20.8	24.2	20.5	23.9
12.5	21.2	24.6	21.0	24.4
13.0	21.5	25.1	21.4	25.0
13.5	21.8	25.5	21.8	25.5
14.0	22.1	25.8	22.2	25.9

（续表）

年龄（岁）	男童超重	男童肥胖	女童超重	女童肥胖
14.5	22.4	26.2	22.5	26.3
15.0	22.7	26.5	22.8	26.7
15.5	22.9	26.8	23.1	27.0
16.0	23.2	27.0	23.3	27.2
16.5	23.4	27.3	23.5	27.4
17.0	23.6	27.5	23.7	27.6
17.5	23.8	27.8	23.8	27.8
18.0	24.0	28.0	24.0	28.0

注：表中年龄为整数年龄，如 0.5 岁表示半岁，即 6 月龄，8.5 岁表示 8 岁半整。

表 1-4　6~18 岁学龄期儿童青少年性别别年龄别 BMI 筛查
超重与肥胖界值（kg/m^2）（2018 年）

年龄（岁）	男生		女生	
	超重	肥胖	超重	肥胖
6.0~	16.4	17.7	16.2	17.5
6.5~	16.7	18.1	16.5	18.0
7.0~	17.0	18.7	16.8	18.5
7.5~	17.4	19.2	17.2	19.0
8.0~	17.8	19.7	17.6	19.4
8.5~	18.1	20.3	18.1	19.9
9.0~	18.5	20.8	18.5	20.4
9.5~	18.9	21.4	19.0	21.0
10.0~	19.2	21.9	19.5	21.5
10.5~	19.6	22.5	20.0	22.1
11.0~	19.9	23.0	20.5	22.7

（续表）

年龄（岁）	男生		女生	
	超重	肥胖	超重	肥胖
11.5~	20.3	23.6	21.1	23.3
12.0~	20.7	24.1	21.5	23.9
12.5~	21.0	24.7	21.9	24.5
13.0~	21.4	25.2	22.2	25.0
13.5~	21.9	25.7	22.6	25.6
14.0~	22.3	26.1	22.8	25.9
14.5~	22.6	26.4	23.0	26.3
15.0~	22.9	26.6	23.2	26.6
15.5~	23.1	26.9	23.4	26.9
16.0~	23.3	27.1	23.6	27.1
16.5~	23.5	27.4	23.7	27.4
17.0~	23.7	27.6	23.8	27.6
17.5~	23.8	27.8	23.9	27.8
18.0~	24.0	28.0	24.0	28.0

注：BMI= 体重（kg）/［身高（m）］^{2}。

二、学龄期儿童腰围筛查值

尽管 BMI 在我国被广泛用作衡量肥胖的指标，但它仍然存在局限性，那就是 BMI 无法反映身体皮下脂肪、内脏脂肪（向心性肥胖）和异位脂肪等身体脂肪分布的信息。不同部位的脂肪堆积对健康有着不同的影响，比如内脏脂肪与心血管疾病和心血管危险因素密切相关。与之相反的是，皮下脂肪则与心血管疾病、心血管危险因素之间关联较小。

在以往缺乏医学成像技术检测的时代，腰围被广泛用作向心性肥胖和内脏

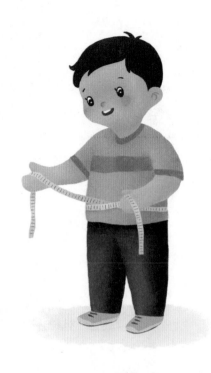

腰围测量

脂肪（如肝脏、心脏和胰腺中的脂肪）的替代指标。过去 40 年的数据显示，我国男性和女性的腰围都在增加。根据"中国健康与营养调查"1993—2015 年 8 轮调查的数据，我国 7~18 岁儿童青少年的高腰围人群所占比例逐年增多，男生和女生的向心性肥胖率分别增加了 16.56% 和 14.69%。这表明，不仅是成年人，儿童青少年也面临着向心性肥胖的风险。

值得注意的是，即使在 BMI 属于正常范围的学生中，也有向心性肥胖的发生。这些学生向心性肥胖的发生率从 1993 年的 3.03% 上升至 2015 年的 9.21%。我国一项持续近 18 年的随访研究还发现，近 40% 的儿童期向心性肥胖已发展为成年期向心性肥胖，且儿童期的腰围和成年期的腰围存在重度相关性。这一发现强调了儿童期肥胖防控的重要性，因为儿童期的肥胖很可能会持续到成年期，从而对健康产生长期不利影响。

2018 年，我国国家卫生健康委员会发布了 7~18 岁儿童青少年高腰围筛查界限值标准，分别以不同性别儿童青少年年龄别腰围第 75 百分位数和第 90 百分位数作为儿童青少年正常腰围高值和高腰围界值点（表 1-5）。腰围大于第 75 百分位数为儿童向心性肥胖前期，大于第 90 百分位数为儿童向心性肥胖。

表 1-5　7~18 岁儿童青少年 P_{75} 和 P_{90} 腰围值（cm）

年龄（岁）	男生		女生	
	P_{75}	P_{90}	P_{75}	P_{90}
7	58.4	63.6	55.8	60.2
8	60.8	66.8	57.6	62.5

（续表）

年龄（岁）	男生		女生	
	P₇₅	P₉₀	P₇₅	P₉₀
9	63.4	70.0	59.8	65.1
10	65.9	73.1	62.2	67.8
11	68.1	75.6	64.6	70.4
12	69.8	77.4	66.8	72.6
13	71.3	78.6	68.5	74.0
14	72.6	79.6	69.6	74.9
15	73.8	80.5	70.4	75.5
16	74.8	81.3	70.9	75.8
17	75.7	82.1	71.2	76.0
18	76.8	83.0	71.3	76.1

注：腰围＝腋中线肋弓下缘与髂嵴的连线中点位置处的水平体围周长。

三、身体成分分析

以往我们判断肥胖，往往只关注全身体重是否超标，没有考虑体重是由水分、蛋白质、肌肉、脂肪、无机盐等成分组成，以及在体重变化时，这些成分也会随之变化。单独的体重评估方法略显片面，因为体重的增减并不一定完全是由于脂肪含量的增减，也可能是由于体内其他成分如水分或肌肉的增减。儿童青少年还处在生长发育阶段，身体成分的变化尤为复杂，会受年龄、性别和种族影响。在青春期，一些肌肉水平较高的儿童青少年可以具有较高的 BMI，甚至达到超重或肥胖的标准，但其体内脂肪的含量却并没有超标。因此，为了更准确地评估儿童青少年的肥胖状况，我们需要分析他们的身体成分，以及在体重增加后身体成分中是脂肪还是肌肉在增加。

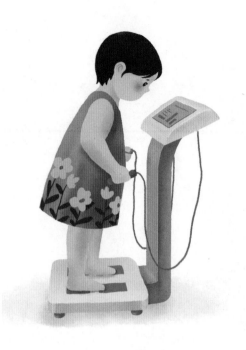

测量身体成分

通过对儿童青少年进行身体成分分析，了解其体内脂肪、肌肉等组织的含量，从而为他们量身定制合适的饮食和运动计划。比如，对于脂肪含量过高的孩子，我们可以设计低脂、高纤维的饮食方案，并推荐适合的有氧运动来帮助他们减少脂肪；而对于肌肉量不足的孩子，我们可以在饮食中增加优质蛋白质的摄入，并结合力量训练来帮助他们增加肌肉量。

另外，相比于总体重，儿童体内脂肪含量与血脂、血压、血糖异常发生率更为相关，同时还会导致骨龄的超前发育。因此在有条件的情况下，推荐到临床营养科进行身体成分分析，以更全面地对儿童青少年超重和肥胖情况进行检测和判断。

四、身体成分的测量方法

当前，身体成分的测量方法较多，主要有水下称重法、皮褶厚度法、生物电阻抗分析法（BIA 法）、双能 X 线吸收法（DXA 法）、计算机 X 线断层摄影技术（CT 法）、超声法和磁共振成像法等。在日常工作中，生物电阻抗分析法是最为常见和便捷的方法，并且在医院临床营养科已经广泛使用。

第三节 儿童肥胖的危害

2015 年全球疾病负担研究的报告显示，超重、肥胖导致了全球约 400 万人死亡。同时心血管疾病和糖尿病是与高 BMI 相关的主要死因，且这种关系在儿童和青少年中已经开始显现。肥胖儿童往往面临某些器官早期损害的风险，这可能会增加他们成年后患心血管系统疾病、肥胖和糖尿病等慢性病的风险。所以，在生命早期进行相应的干预对于降低成年期的健康风险、提高生命质量，显得尤为重要。

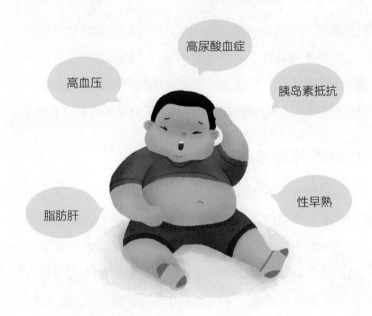

一、儿童肥胖与脂肪肝

非酒精性脂肪肝是儿童时期发生的主要肝病，由肝内脂肪堆积引起。肥胖是儿童非酒精性脂肪肝发病的最常见危险因素，随着儿童肥胖发生率的不断上升，非酒精性脂肪肝的发病率也呈现出逐年升高的趋势。正常体重儿童每年脂肪肝的发病率约为 0.1%，而肥胖儿童每年脂肪肝的发病率达到了 1.8%。有研究表明，高 BMI、高腰围和男性都是儿童脂肪肝发生的危险因素。肥胖儿童体内三酰甘油、天冬氨酸氨基转移酶及丙氨酸氨基转移酶的水平越高，提示脂肪肝越严重。尽管肥胖儿童出现脂肪肝的原因还不十分清楚，但多数学者认为这与肥胖儿童长期胰岛素抵抗、血脂代谢异常引起的肝脏脂肪累积有关。脂肪肝可以通过早期干预，包括调整饮食结构、增加运动量等有效减肥，得到逆转。但如果不及时干预，就可能会进一步演变为脂肪肝相关性肝炎、肝纤维化甚至是肝硬化，最终导致肝功能衰竭。

二、儿童肥胖与高血压

肥胖与儿童青少年高血压之间的关系已经得到了广泛的研究和证实。超重肥胖儿童的血压水平明显高于正常体重儿童，且血压水平随着肥胖程度的增加而上升。显然，肥胖已成为儿童青少年高血压发病的重要影响因素。我国儿童青少年高血压每年以 0.19% 的速度增加，其中多数是肥胖儿童青少年。

三、儿童肥胖与高尿酸血症

美国的一项研究发现，肥胖儿童的高尿酸血症发病率显著高于正常体重的同龄人。更重要的是，肥胖儿童在成年后发生高尿酸血症的概率也大幅上升。肥胖儿童发生高尿酸血症的原因，可能有两点：其一，肥胖儿童常常伴有饮食过量，尤其是肉类食物，这些食物在体内代谢时会产生大量嘌呤；其二，肥胖状态下体内大量的游离脂肪酸会影响尿酸排泄。另外，尿酸在机体内具有抗氧化作用，因此高尿酸血症可能是肥胖状态下机体的一种代偿性反应，试图通过增加尿酸浓度来对抗氧化应激。

四、儿童肥胖与胰岛素抵抗

儿童肥胖通常会伴有胰岛素抵抗、血脂异常等情况，以及高胰岛素血症等相关疾病，这些都是心血管疾病及 2 型糖尿病的高危因素。研究表明，肥胖儿童的空腹胰岛素水平明显高于正常体重儿童。肥胖儿童由于体内脂肪组织的堆积，外周组织细胞膜上的胰岛素受体数量减少及密度降低，使得机体对胰岛素的敏感性下降。为了将血糖维持在正常水平，胰岛细胞会代偿性地分泌大量胰岛素，加重 β 细胞的负担，最终导致细胞功能衰竭，进一步发展为 2 型糖尿病。腰围是影响单纯性肥胖儿童空腹胰岛素水平的主要因素，这表明向心性肥胖更易导致胰岛素抵抗的状态。而胰岛素又会对脂肪的分解产生抑制，促进脂肪合成，从而进一步加重肥胖儿童血液中游离脂肪酸含量及脂肪沉积，形成恶性循环。

五、儿童肥胖与性早熟

近年来的研究显示，肥胖可能是导致儿童性早熟的主要因素之一。性早熟儿童虽然提前出现性征和生殖器官的发育，但心理及智力水平仍处于实际年龄阶段的水平，身体发育与心理状态的不匹配会给儿童的心理和生活带来较大的不便，严重者甚至影响儿童的学习、休息，不利于身心健康及智力发育。同时性早熟会导致儿童骨骺提前闭合，影响成年后的身高。性早熟女童的体脂肪含量也会较高，并且女童乳房及阴毛发育、月经初潮年龄随 BMI 的增加而提前。关于肥胖对男童青春期发育影响的报道相对较少，但也有报道称 BMI 高的男孩青春期提前的风险相对较高，其睾丸及阴毛发育会随 BMI 增加而提前。研究推测，这可能是因为下丘脑 – 垂体 – 性腺轴作为青春期发育的关键调节机制出现紊乱，并与机体营养状况和体内瘦素等激素水平密切相关。

六、儿童肥胖与微炎症状态

肥胖与机体释放的多种炎性因子及全身处于慢性低度炎症反应紧密相关。这种代谢性炎症反应或微炎症状态已被广泛发现和研究，并在临床上作为判断肥胖患儿严重程度的重要手段。近年来的研究发现，脂肪组织不仅单纯储存能量，还具有重要的内分泌功能，可以分泌如白细胞介素 -6（IL-6）、C 反应蛋白（CRP）、肿瘤坏死因子 α（TNF-α）等多种炎症细胞因子。这些因子参与体内免疫、炎症系统的调节，炎症因子的异常分泌与心脑血管病及糖尿病的发生也存在关联。既往不少报道显示，儿童肥胖程度与血清 IL-6、TNF-α 水平有关，随着儿童 BMI 的增加，血清 IL-6、TNF-α 水平也逐渐升高。

七、儿童肥胖与心智发育

儿童肥胖不仅会影响儿童身体发育，还会影响儿童心理发育及学习水平。研究结果显示，相较于体重正常儿童，肥胖儿童的心理发育综合得分（包括大运动、精细动作、适应能力、语言能力、社交能力）较低，自我意识评分（如焦虑性、合群性、幸福与满足度、智力与学习等）也与体重正常组存在一定差距。多数肥胖儿童有明显的焦虑及更高的抑郁倾向。究其原因有 3 点：首先，可能是严重肥胖导致机体组织细胞缺氧，从而使肥胖儿童容易疲乏、嗜睡、注意力不集中；其次，臃肿的体型会影响身体协调性，在社交过程中自尊心易受损，往往出现自卑等负面情绪，心理负担较重，进而导致心理问题的产生；最后，较低的社交能力及不足的自信心又能使肥胖儿童形成退缩的个性甚至产生行为障碍，削弱学习动机和适应能力，进而影响学习能力和智力发挥。

第四节　预防儿童超重、肥胖的三个关键时期

对于儿童青少年的肥胖，早期预防是至关重要的。考虑到不同年龄段的儿童肥胖预防措施，应按年龄的不同而有所区别。接下来我们会从受孕至 2 岁、学龄前期、学龄期及青春期 3 个时期，说说不同时期预防儿童肥胖的注意点。

一、第一时期：受孕至 2 岁

随着目前研究的深入，越来越多的证据表明，儿童超重肥胖的影响可追溯至从受孕至 2 岁的"生命最初 1000 天"，避免这一时期的危险因素已经成为目前和未来研究的重点和热点。

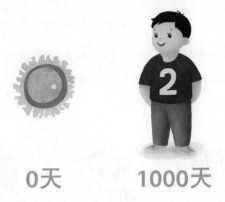

0天　　　　　1000天

（一）母亲孕前体质指数及妊娠期体重增长

母亲怀孕前较高的体质指数及孕期体重增加速度过快，是后期儿童肥胖发生率增高的重要危险因素。一项回顾性的队列研究发现，孕前超重或肥胖与其子代在 2~4 岁的肥胖风险增加相关，而一项更长时间的随访研究发现，在儿童 6~11 岁期间发生的超重肥胖，同样与母亲孕前较高的体重有关。

孕前体质指数和体重变化对儿童超重肥胖有如此重要影响的原因可能是其

对婴儿出生体重的影响。相较于体重在正常范围内的孕妇，孕前超重或肥胖的孕妇会增加大于胎龄儿（指出生体重在相同胎龄平均体重的第90百分位以上的婴儿）的风险，同样巨大儿（出生体重≥4000g的新生儿）发生的风险也显著增加，而控制母亲孕期体重的增长速度有利于减少巨大儿的发生。孕前肥胖及孕期体重增加过多，除了对婴儿出生体重有不良影响之外，还可导致妊娠期高血压疾病和妊娠期糖尿病发生风险增加，同时胎膜早破、难产、死产等不良妊娠结局的风险也会增加。

综上所述，备孕期妇女及妊娠期孕妇的体重管理是儿童超重肥胖的预防起点。因此，为了有助于医疗卫生机构对妊娠期妇女体重增长进行科学管理和指导，中国营养学会于2021年颁布了《中国妇女妊娠期体重监测与评价》的国家标准，标准中分别给出了不同孕前BMI情况下的孕期体重增长的推荐值范围，具体不同孕前BMI孕妇妊娠期的体重增长可见表1-6。但是，该推荐仅适用于我国自然单胎妊娠妇女体重增长的评价，不适用于多胎妊娠，以及身高低于140cm或体重高于125kg的妇女，有妊娠合并症和并发症患者应结合临床意见进行个体化评价。对于双胎孕妇孕期总增重推荐值，可参考美国医学研究会（IOM）2009年的推荐建议，孕前体重正常者为16.7~24.3kg，孕前超重者为13.9~22.5kg，孕前肥胖者为11.3~18.9kg。

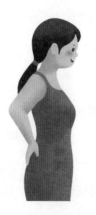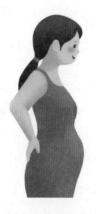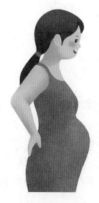

孕期体重管理

表 1-6 妊娠期妇女体重增长范围和妊娠中晚期每周体重增长推荐值

孕前 BMI（kg/m²）	总增重范围（kg）	孕早期增长范围（kg）	孕中晚期增重速率（kg/w）
低体重（< 18.5）	11.0~16.0	0~2.0	0.46（0.37~0.56）
正常体重（18.5 ≤ BMI<24.0）	8.0~14.0	0~2.0	0.37（0.26~0.48）
超重（24.0 ≤ BMI<28.0）	7.0~11.0	0~2.0	0.30（0.22~0.37）
肥胖（≥ 28.0）	5.0~9.0	0~2.0	0.22（0.15~0.30）

资料来源：2021 年《中国妇女妊娠期体重监测与评价》。

（二）分娩及喂养方式

不同的分娩方式对于儿童期超重肥胖的影响也不同，与阴道分娩相比，剖宫产的婴儿在儿童期发生超重肥胖的风险会增加 34%。由于不同分娩方式的婴儿肠道菌群的建立和形成存在一定的差异，剖宫产婴儿在 2 岁时的肠道菌群丰度仍然低于阴道分娩的婴儿。肠道菌群的结构和丰度的变化会影响婴幼儿的能量代谢，从而导致儿童肥胖的发生。

除了分娩方式的影响外，婴儿的不同喂养方式也对肠道菌群存在不同的影响。母乳喂养对儿童超重肥胖的发生具有保护作用，母乳中含有比配方奶更多的益生菌和益生元，因此母乳喂养的儿童中肠道菌群的丰度更高。一项多国的调查研究同样证实了 4~6 个月的纯母乳喂养除了能够降低儿童胃肠炎、坏死性小肠结肠炎及下呼吸道感染等风险以外，还可以预防超重肥胖，但是超过 6 个月的纯母乳喂养未表现出在防止超重肥胖方面的更多益处。

除去母乳自身成分的优点以外，有研究还发现，直接母乳喂养相较于奶瓶喂养，能更好地调节儿童后期的食欲。

儿童超重肥胖在本质上是多因素的，但在生命早期，若条件许可，尽量选择阴道分娩及坚持 4~6 个月的纯母乳喂养，可以在一定程度上起到改善婴儿健康及降低婴儿超重肥胖率的作用。

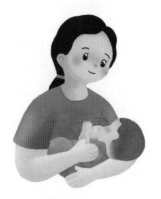 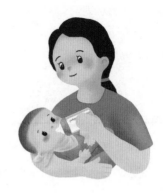

优选母乳喂养　　　　　　　　奶瓶喂养

（三）辅食添加

随着婴儿月龄的增加，饮食逐渐变得丰富多样。这个阶段也是他们生命中食物质地及种类变化最多的一段时间。辅食添加是婴儿时期特有的喂养方式，从单纯母乳或者配方奶的喂养，逐步过渡至添加各类适宜食物直至基本接近成人食物模式，这一过程通常持续2年左右。食物添加时间、顺序及进食方式等都会影响婴儿日后的饮食习惯和偏好。

1. 引入固体食物的时机很重要

辅食的能量密度相较于乳制品更高，不适当的添加会增加婴儿时期的体重增长速度，而1岁前过快的体重增长，是发生超重肥胖的危险因素之一。WHO对于辅食添加时间的建议为6月龄以后，但也有研究发现，在4~6月龄期间添加辅食相较于6月龄以后添加，并没有显著增加生长和后期超重肥胖风险，但是过早的添加（4月龄之前）则会增加超重肥胖风险。我国过早添加辅食的问题仍然需要重视，一项包含了24 580名儿童的全国调查发现，有接近10%的儿童过早（＜4月龄）添加了辅食，且农村比例明显高于城市。家长应注意评估婴儿的体重增加情况、胃肠道和吞咽功能，并在医生和营养师的指导下决定引入固体食物的时间。

2. 辅食添加顺序很重要

辅食添加通常建议从富含铁的米粉开始，再是蔬菜、水果、蛋黄、荤菜类等，这样既能保证铁元素、B族维生素等的摄入，又符合婴幼儿的生长特点。婴幼儿添加辅食过程中，过晚的添加肉类会导致乳制品来源的蛋白质比例较高，即使在这一时期总蛋白质摄入量没有显著增加，摄入过多的乳蛋白会导致婴儿后期肥胖的风险增加。婴幼儿在辅食添加过程中，会天然偏好甜、咸、鲜的食物，厌恶酸苦味，因此，多次重复添加各类缺乏天然偏好味道（不带甜、咸、鲜味道）的蔬菜有利于培养婴幼儿接受蔬菜的习惯。过早引入甜味食物，特别是纯果汁或一些含糖饮料，不仅会提升添加蔬菜的难度，还会增加肥胖的风险。有研究发现，婴儿时期食用含糖饮料者，6岁时肥胖发生率要明显高于未食用者。

3. 婴儿主导断奶有争议

相较于传统的用勺子喂养的方式，"婴儿主导断奶"（baby-led weaning）是一个相对较新的概念，它鼓励婴儿在6月龄左右就开始吃固体食物，但是只能自我喂养，不强调父母参与。有研究者认为这种新的模式更能促进体重健康增长，但也有学者认为这种模式过度依赖儿童的自我能力，营养不良的风险特别是关键微量元素的缺乏风险会增加，并且潜在的窒息风险也不能忽视。就目前研究来说，这种新的喂养概念与儿童超重肥胖的相关性有待进一步地研究，并且是否适用于我国儿童也有待考量，若有家长想尝试该种方式，需要咨询医生或者营养师，在其指导下进行，并随时监督及评估儿童的摄入情况，避免出现营养不良风险及其他危险。

二、第二时期：学龄前期

婴儿期之后的学龄前期同样是干预儿童肥胖的重要年龄段，学龄前期的"超体重现象"及随之而来的"一过性肥胖"是由于该时期生长发育速率减慢所产生的生理性变化，但是这一时期不正确的膳食摄入及生活方式，可能会使之转变为"病理性变化"。把儿童肥胖防控时间点前移，在学龄前期预防控制肥胖的发生，能够有效降低青春期及成年期肥胖的发生风险和肥胖相关疾病产生的社会经济负担。

（一）脂肪重聚年龄前移

脂肪重聚或肥胖反弹（adiposity rebound，AR）是指体质指数从最低点开始增长的现象，通常来说 AR 往往发生在 5~7 岁，如果这一时期发生前移，则会增加青春期肥胖的风险。2016 年通过对我国 9 个城市 7 岁以下将近 11 万名儿童的流行病学调查发现，3 岁以后肥胖的发生率快速上升，这与脂肪组织的发育活动期与重聚期基本一致。但是从我国近 30 年的变化趋势来看，3 岁以后肥胖检出率的持续增长间接证实了脂肪重聚年龄的不断前移。有研究发现，较早 AR（＜ 5 岁）相较于较晚 AR（＞ 5 岁）的儿童，其青春期的 BMI 更高，并且更早 AR（＜ 3.5 岁）的儿童，其青春期肥胖的发生率更高。

预防 AR 过早发生的重点在于能否做到相对合理喂养，婴儿期不正确的喂养是 AR 前移的高危因素。如何在学龄前期给予合理的营养摄入及引导正确的行为习惯养成，是我们需要关注的重点。

（二）饮食结构

目前我国学龄前超重肥胖儿童的饮食中，较高能量摄入的背后，是三大产能营养素的比例不合理。蛋白质和脂肪的供能比过高、碳水化合物过低的能量结构在超重及肥胖儿童的饮食结构中较为常见。蛋白质来源主要是动物性食物，其次为豆类和豆制品。豆类及豆制品摄入相对不足，动物性食物占比过高和重油烹饪方式喜好也带来了脂肪摄入的提升。近 30 年来，碳水化合物含量较高的谷薯类，在我国居民的消费中呈逐年下降的趋势，在超重及肥胖学龄前儿童的饮食结构中同样发现了这一现象。在我国的传统观念中，认为减少"主食"就能控制体重，但是儿童粮谷类食物摄入不足，其所含的膳食纤维、丰富的水溶性维生素及各种无机盐的量都会摄入降低，这些营养素同样在预防儿童肥胖中起着重要作用。

（三）零食的双重作用

除三餐正餐以外，对于学龄前儿童来说，零食也是其膳食结构的重要一部分。零食对儿童的健康成长具有双重作用，健康的零食消费行为可以缓解餐间的饥饿感，提供一定的营养补充。反之，不健康的零食消费行为，则会影响儿童的正常生长发育。《中国学龄前儿童膳食指南（2022）》中指出，零食应优先选择奶制品、水果、蔬菜和坚果，不适宜选用高盐、高糖、高脂肪的食品，尤其是一些膨化食品、油炸食品、糖果甜点、冰淇淋等，不喝或者少喝含糖饮料。推荐和限制的零食见表1-7。

我国一项十二省市儿童青少年零食消费状况的研究发现，相较于较大年龄组（>6岁），在较小年龄组（4~6岁）中零食贡献了更多的能量占比（约10.9%），是其膳食的重要组成部分。其中加工食品占所有零食能量的比例在40.6%~47.7%，并且零食中脂肪占比相较于蛋白质及碳水化合物更高。北京一项对于学龄前儿童零食消费的调查发现，有76%的家长会把"孩子喜欢"作为购买零食的重要考虑因素。家长这样把选择权交给无判断能力的儿童显然是不合适的，同样从侧面反映出家长对于零食选择的不重视。

表1-7　推荐和限制的零食

推荐	限制
新鲜水果、蔬菜	果脯、果汁、果干、水果罐头
乳制品（鲜奶、酸奶、奶酪等）	冷冻甜品类乳制品（冰淇淋、雪糕等）、奶油、含糖饮料（碳酸饮料、果味饮料等）
馒头、面包	膨化食品（薯片、爆米花、虾条等）、起酥和夹心糕点（曲奇、松饼、夹心饼干等）、油炸食品（油条、麻花、油炸土豆等）、含人造奶油甜点
鲜肉鱼制品	咸鱼、香肠、腊肠、鱼肉罐头等
鸡蛋（煮鸡蛋、蒸蛋羹）	
豆制品（豆腐干、豆浆）	烧烤类食品
坚果类（磨碎食用）	高盐坚果、糖浸坚果

资料来源：《中国居民膳食指南（2022）》。

（四）家庭背景因素

我国"九市儿童体格发育调查协作组"连续4次的调查发现，尽管影响儿童肥胖的因素在不同时期有所变化，但是大多数影响因素是比较明确的，并且呈现出明显的家庭（或父母）行为或者状态的相关性。父母或者家庭教育背景较低的儿童更容易发生肥胖，并多见于主要由祖父母抚养的儿童，其原因可能是缺乏正确的食物选择及体重控制观念。目前在学龄前儿童的日常饮食中，接触高热量、高脂肪食物的机会越来越多（例如西式快餐、油炸食品、含糖饮料等），尤其是高收入家庭。

（五）饮食习惯

三餐膳食结构不合理、零食选择不恰当是学龄前儿童发生超重肥胖的重要原因。另外就餐速度过快、临睡前额外加餐等不正确的饮食行为习惯，同样是发生肥胖的危险因素。就餐速度过快的儿童有相对更高的体重及 BMI 值，在速度 < 10 分钟的儿童中更为明显，但是如果具体到个体，如何规定就餐速度还有待考量。若在超重肥胖儿童的营养干预中已经检测过血糖水平，可以根据其血糖波动的高峰时间，来制订较为具体的就餐速度。

学龄前期是儿童饮食习惯形成的一个关键时期，但这一时期的儿童自主选择食物的能力较弱，日常饮食中除了幼儿园上学时期安排的膳食外，其饮食结构主要和整个家庭的选择息息相关。所以，如何通过健康教育来指导家长正确安排儿童的日常家庭膳食构成，培养良好的饮食习惯，对预防学龄前儿童肥胖有着重要意义。

（六）行为习惯

对于学龄前儿童的行为习惯纠正，需要以家庭为基础。长时间的屏幕暴露（电子产品）、过少的户外活动时间、较短的夜间睡眠时间等不良行为习惯是儿童超重肥胖发生的重要危险因素。

1. 屏幕暴露增加肥胖风险

较长的屏幕暴露包括看电视、手机、玩游戏及上网等时间（超过 1 小时）会增加学龄前儿童超重和肥胖的风险。一方面，屏幕时间属于静态行为，会导致活动时间的减少，降低了能量的消耗，这和户外活动时间减少会增加肥胖风险的原因相似；另一方面，屏幕暴露过程中，出现的食品广告中的食物，往往具有高盐、高糖、高脂肪的共同特征，会影响儿童对于食物选择的偏好，特别是零食类食物的选择。此外，屏幕暴露与就餐同时进行，可能会影响饱腹中枢内信号的传递，令儿童进食超量，增加总能量的摄入。

2. 户外活动可预防肥胖

相较于室内活动，户外活动特别是户外跑跳类的运动，对于学龄前儿童的超重肥胖有着积极的预防作用，其原因主要还是增加了日常的能量消耗。同时，户外活动可以增加日照时间，促进体内维生素 D 的合成，有利于骨骼生长，在预防肥胖的同时能促进儿童长高。由于很多家长在这方面认知不足，并不积极鼓励子女参与体育锻炼，因此需要注意。

3. 睡眠时间不足更易肥胖

一项多中心的前瞻性随访研究发现，在我国儿童群体中，睡眠与肥胖的相关性在不同年龄段中表现出不同的曲线特征，在学龄前儿童中，肥胖与睡眠时间的相关性呈线性趋势，随着睡眠时间的减少，肥胖的发生风险逐渐上升，并且睡眠不足主要与腹部脂肪的堆积相关。

三、第三时期：学龄期及青春期

基于我国标准的调查发现，7~18 岁儿童和青少年的超重与肥胖患病率分别从 1985 年的 1.1% 和 0.1% 上升到 1995 年的 3.8% 和 1.2%，再到 2005 年的 7.9% 和 3.8%，最后到 2014 年的 12.1% 和 7.3%。而 2015~2019 年中国居民慢性病与营养监测中发现，6 岁以下儿童超重和肥胖的患病率分别为 6.8% 和 3.6%，6~17 岁儿童青少年中为 11.1% 和 7.9%，虽然近 5 年 6~17 岁儿童青少年的超重肥胖率并没有明显的持续升高，但是相较于 6 岁以下儿童，其发生率仍较高。

学龄期及青春期超重肥胖的发生除了受饮食、体力活动、遗传易感性等个体因素影响以外，同样受到社会环境因素的影响，所以这一时间段超重肥胖的预防，更需要家庭、学校及社区各方面的协作。

（一）遗传因素

遗传因素在儿童肥胖易感性及其发生发展上起着重要的作用，除了之前章节所提到的母亲孕前体重、孕期体重、出生体重等因素以外，目前有 100 多种与肥胖相关的遗传变异在不同种族中被发现。这些遗传证据支持中枢神经系统在肥胖易感性中的作用，同时还涉及与胰岛素分泌及其敏感性、能量代谢、脂肪形成等有关的其他基因通路。

我们要知道的是肥胖的遗传易感性本身仍需要通过行为表现才能实现，如果滥用基因风险评估超重肥胖的风险，可能会放大个体的行为及心理变化，引起过分焦虑、抑郁等消极情绪。对我国儿童和青少年而言，较高水平的体力活动可减弱遗传易感性的影响（易感性基于肥胖相关 MC4R 基因变异），同时睡眠充足同样可减弱多基因对肥胖的影响。因此，与单纯的遗传易感性相比，遗传因素与生活方式间的交互作用可能在儿童青少年肥胖病因中更为重要。

（二）营养因素

2012 年与 1982 年相比，我国 6~17 岁儿童三大功能营养素比例发生变化，其中碳水化合物供能比例减少，蛋白质和脂肪供能比例增加，膳食结构从传统的以植物性食物为主逐渐"西化"。有调查显示，以西方膳食模式为主的儿童青少年的肥胖检出率为 17.1%，远高于以传统膳食为主的儿童青少年（9.2%）。可能和西方膳食模式中会摄入较多的红肉、鸡蛋、精制谷类、高脂肪和加工调味品等食物有关，这不仅会增加总能量的摄入，还可能会缺乏一些微量元素。

超重肥胖儿童除了三大产能营养素与体重正常儿童存在差异以外，钙、维生素 D、维生素 E、铁、锌等的营养素的摄入量及血指标水平之间也存在差异。其差异是由高能量膳食中这些营养素的低水平摄入量造成的，还是由超重肥胖儿童内环境改变造成的，尚无确定的结论。同样，补充相对缺乏的营养素是否能改善超重肥胖程度及单位体重的摄入量需要多少，还有待进一步研究。

（三）饮食习惯

与油炸食品、高能量零食、西式快餐、含糖饮料摄入及在外就餐有关的行为模式是超重肥胖的高危因素，这些饮食习惯会明显增加每日总能量的摄入。

1. 进食速度较快

进食速度过快的儿童青少年发生超重肥胖的风险是其他儿童的 1.8 倍，可能是由于咀嚼时间过短，胃充盈感较低，以及血糖高峰时段尚未到来，机体不能有效地产生饱腹感，造成过量进食，从而导致肥胖。

2. 不吃早餐

在国内外的研究中，很多研究都发现超重肥胖儿童青少年中不吃早餐或者没有固定早餐习惯的比例较高，其原因可能是这些儿童青少年其他的饮食习惯同样不佳，并且会倾向于在一天中其他时间段吃得更多。

3. 含糖饮料摄入

经常饮用含糖饮料会增加超重肥胖的风险，含糖饮料的摄入量与儿童青少年超重肥胖程度呈正相关，除了含糖饮料摄入增加会提高总能量摄入以外，可能还与其刺激食欲有关。

对于儿童青少年进行饮食习惯干预，应首先根据儿童青少年既往的饮食摄入情况进行调查和评估，这样能有效地找出不同群体中的不良习惯，才可以进一步针对日常食物摄入的不足和过量予以干预措施，保证干预措施的有效性。

（四）体育锻炼

一项关于我国中小学生身体活动及体育健身活动情况的调查发现，符合"经常参加体育锻炼"标准的儿童青少年为 81.7%，但是符合"有效运动"的比例较低，只有 14.4% 的儿童青少年可达到每天 60 分钟中等及以上强度身体活动的水平。校内活动在专业体育教师指导下，身体活动水平明显增加，但校外体育锻炼往往缺乏专业的指导，并且儿童青少年专属的体育锻炼场所利用率也较低，这些都是身体活动水平不高的原因。

我国儿童青少年身体活动降低主要是由于静态生活方式增多，比如屏幕暴露时间 ≥ 2 小时、做作业时间 ≥ 2 小时、步行和骑车等积极的交通方式减少、公交或私家车等接送方式增多等。为此，提升家长的健康知识水平，树立正确的健康观念，从而正确认识子女的体重，并且鼓励子女积极参与体育锻炼，显得十分重要。

（五）环境内分泌干扰物

越来越多的证据表明，环境内分泌干扰物（EEDs）会影响体重，并且由于在普通食品包装及家用产品中可以发现足够的这类物资的数量，可能会导致肥胖。与肥胖症有关的环境内分泌干扰物被国外学者称为"environmental obesogens（EOs）"，即环境肥胖激素，主要包括己烯雌酚、烷基酚类化合物、多氯联苯、邻苯二甲酸酯、三丁基锡等。

多项研究中都表明肥胖儿童尿中邻苯二甲酸盐、双酚类物质检出率明显增加，而这两类物质已经被广泛证明会从塑料制品中迁移至食品的环境中。同时，儿童尿中邻苯二甲酸盐每增加 1.0ng/mL，儿童肥胖的优势比增加 17%。而其他的一些来源的 EEDs（污染水源、交通排放物、轮胎灰尘、农用化学品、杀虫剂、化妆品等），都有可能通过影响食物而改变食欲。

因此，建议儿童青少年选择新鲜食品而不是加工食品，少选择塑料制品包装的食品，特别是与食物直接接触的器具；少接触含有 EEDs 的化妆品、护肤品等。在一些研究中，这些物质不仅在血液、尿液标本中被发现，孕妇羊水及产妇母乳中也发现了部分代谢产物，因此我们应该在整个生命周期中都注重这个问题，减少这类物质的接触和摄入。

第二章

儿童青少年期更要合理膳食

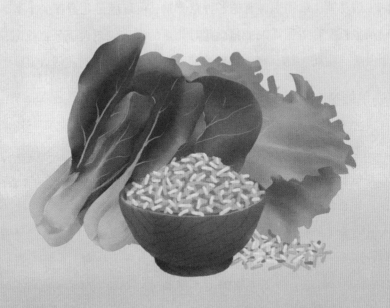

第一节 儿童青少年期营养需求特点

儿童青少年期正处于生长发育旺盛阶段，这个时期的一个显著特点就是营养的获取不仅仅要维持生命代谢及生活学习等活动，还要满足其迅速生长发育的需求。儿童青少年生长发育迅速，新陈代谢旺盛，需要的能量和各种营养素的数量相比成年人高，如果饮食不合理，营养摄入不均衡，就会出现相应的营养问题，从而影响他们的正常生长发育。

一、营养需要

合理的营养摄入能促进儿童机体细胞、组织、器官的正常发育，并维持机体正常的生理功能。食物中含有的各种营养素，可以满足儿童青少年基础代谢、身体活动及生长发育等所需的能量。此时儿童的合成代谢大于分解代谢，因此，能量、蛋白质、脂肪、钙、锌、铁等营养素的需要量均相对比成人高。

（一）能量

由于儿童青少年时期基础代谢率高，身体活动量大，尤其是生长发育必须有充足的能量作为保证，所以为满足生长发育所需，儿童青少年每日每千克体重能量需要量高于成年人。但是能量摄入也要适宜，能量供给不足，容易发生营养不良，体重低下；能量供给过量，则容易出现超重、肥胖等问题。能量的推荐摄入量随着年龄和运动强度不同而有所不同（表2-1），三大能量营养素的来源分布分别为，总热量的12%~15%来源于蛋白质（如肉、鱼虾、蛋、奶、豆等）；25%~30%来源于脂类（如肉类、烹调油、坚果等）；55%~65%来源于碳水化合物（如各类主食、蔬菜、水果等）。

表 2-1　我国儿童青少年膳食能量需要量表［kJ/d（1kcal=4.184kJ）］

年龄（岁）	男			女		
	低强度身体活动水平	中等强度身体活动水平	高强度身体活动水平	低强度身体活动水平	中等强度身体活动水平	高强度身体活动水平
7~	6280	7117	7955	5652	6490	7327
8~	6699	7746	8792	6071	7117	7955
9~	7117	8164	9211	6490	7536	8374
10~	7536	8583	9630	6908	7955	8792
11~	7955	9211	10258	7327	8374	9420
12~	9630	10886	12142	8164	9211	10258
15~	10886	12351	13816	8792	9839	11095

资料来源：《中国居民膳食营养素参考摄入量（2023版）》。

（二）蛋白质

蛋白质是人体生命活动的物质基础和生命存在的形式，作为机体器官和组织不断更新与修复的关键原料，其重要性无可替代。在儿童和青少年时期，蛋白质的代谢呈现出正氮平衡状态，这意味着身体每天吸收的蛋白质量超过了排出的量。对于学龄期儿童而言，他们每天所需的蛋白质既要满足身体的基本代谢需求，也要为生长发育提供必要的储备。

蛋白质在动物性食物中广泛存在，如畜肉类、禽肉类、鱼虾类、蛋类、奶类等。动物性蛋白质质量佳、利用率高，但同时饱和脂肪酸和胆固醇含量也相对高，植物性食物中的蛋白质则相对利用率低，可以适当搭配，起到蛋白质的互补作用。营养价值较高的蛋白质，其各种氨基酸含量，特别是必需氨基酸的含量、比例同人体合成所需的比例、数量相接近，如鸡蛋、牛奶。在学龄期儿童的膳食中，含有必需氨基酸种类齐全的优质蛋白质应占总蛋白质供给量的1/3~1/2，动物蛋白和大豆蛋白都属于优质蛋白质。蛋白质营养应均衡摄入，过多会增加尿钙的排泄、加重肝肾负担，过少则会出现免疫功能下降、生长迟缓。

中国营养学会建议青少年蛋白质推荐摄入量：11 岁男性 55g/d，女性 55g/d；
12 岁男性 70g/d，女性 60g/d；15 岁男性 75g/d，女性 60g/d。具体推荐量可见表
2-2。

表 2-2　我国儿童青少年膳食蛋白质参考摄入量（DRIs）

年龄（岁）	EAR（g/d）		RNI（g/d）	
	男	女	男	女
7~	30	30	40	40
8~	35	35	40	40
9~	40	40	45	45
10~	40	40	50	50
11~	45	45	55	55
12~	55	50	70	60
15~	60	50	75	60

注：资料来源于《中国居民膳食营养素参考摄入量（2023 版）》。DRIs（dietary reference
intakes）：膳食营养素参考摄入量；EAR（estimated average requirement）：平均需要量；RNI
（recommended nutrient intake）：推荐摄入量。

如果仅从克数上来看，很多人对每天摄入 55g 蛋白质的概念可能不是很清
楚。我们不妨换个角度，如果以食物为单位，应该要摄入多少？为了解答这个
问题，我们整理了常见食物的蛋白质含量，具体数据请参考表 2-3。

表 2-3　常见食物的蛋白质含量（g/100g）

食物	蛋白质含量	食物	蛋白质含量
香肠	24.1	花生仁（炒）	23.9
开心果（熟）	20.6	烤麸	20.4
牛肉（肋条）	18.6	羊肉（代表值）	18.5
基围虾	18.2	猪肉（腿）	17.9
鲫鱼	18.0	带鱼	17.7

（续表）

食物	蛋白质含量	食物	蛋白质含量
梭子蟹	15.9	鸭蛋	12.6
木耳（干）	12.1	鸡蛋（红皮）	12.2
挂面（标准粉）	10.1	马铃薯（土豆、洋芋）	8.6
粳米（特等）	7.3	纯牛奶（全脂）	3.3

（三）脂肪

脂肪作为机体内组织的重要组成部分，在维持细胞结构、功能中起到重要的作用。脂肪可为人体提供热能及必需脂肪酸。对于没有特殊疾病的儿童和青少年来说，通常不需要严格限制他们的膳食脂肪摄入。但不能摄入过量，如果摄入过量，就会增加患肥胖、高血压等慢性疾病的风险。同时也不能摄入过少，必需脂肪酸的缺乏可能导致儿童青少年生长发育迟缓。因此，推荐我国 4~17 岁儿童青少年每日膳食脂肪的摄入量应占总热量的 20%~30%。脂肪大多来源于肉类等动物性食物，植物性的食物如坚果、种子、大豆等脂肪含量也相对较高。植物油是脂肪获取的重要途径，大多富含亚油酸和亚麻酸。对于植物油的选择，可根据家庭情况，定期进行适当的调整和更换。蛋黄、肝脏、大豆、花生及麦胚是磷脂的丰富来源。同时，动物的脑、肝脏、肾脏，以及蛋类是胆固醇含量高的食物。

（四）碳水化合物

碳水化合物包括单糖、双糖、多糖和膳食纤维，是我们身体获取能量最主要且最经济的方式，它们能够迅速为我们提供所需的热量及支持肌肉活动的能源，是机体必需的重要物质。除此之外，碳水化合物在构建身体结构及维持神经系统的正常功能中也至关重要。鉴于大脑主要依赖葡萄糖作为能量来源，因此，膳食中的碳水化合物对于增强脑力和提升学习效率具有重要作用。对于 1岁及以上的儿童和青少年而言，他们的大脑对葡萄糖的需求量与成人相似。

因此，中国营养学会根据儿童不同年龄段的生长需求，建议 1~11 岁的儿童每日碳水化合物平均需要量（EAR）为 120g/d，然而，考虑到青春期的儿童正处于生长发育高峰，加之他们较高的身体活动量和能量需求，建议 12~17 岁青少年的碳水化合物 EAR 增加至 150g/d。在我们日常生活中，如何保证摄入足够的碳水化合物？常见食物中含有多少碳水化合物？可以从表 2-4 中找到答案。

表 2-4 常见食物碳水化合物含量（g/100g）

食物	碳水化合物含量	食物	碳水化合物含量
白砂糖	99.9	小米	77.7
苏打饼干	76.2	面条（标准粉，切面）	59.5
馒头	47.0	粳米饭（蒸）	26.2
甘薯（红心）	22.23	土豆	16.17
梨	10.91	玉米	10.49
苹果	10.26	大白菜	2.78
基围虾	2.34	生菜	1.03
牛奶	5.0	猪腿肉	0.8

碳水化合物种类繁多，涵盖了淀粉、抗性淀粉、非淀粉多糖和低聚糖等。在我们的日常饮食中，碳水化合物的来源广泛，包括面粉、大米、玉米、土豆和各种薯类食品等。粮谷类食物一般含碳水化合物为 60%~80%，豆类为 40%~60%，薯类为 15%~29%。蔬菜水果的碳水化合物含量一般在 3% 左右，但它们是膳食纤维、维生素、矿物质和抗氧化物的良好来源。确保全谷类、薯类、蔬菜和水果等食物的充足摄入，不仅能够提供必要的碳水化合物供能，还可以显著增加膳食纤维的摄入量。膳食纤维对于维持消化系统健康、控制血糖水平和降低心血管疾病风险都有重要作用。此外，膳食纤维还有助于促进饱腹感，对预防肥胖有积极影响。然而，我们应当限制单糖和双糖类的摄入，如白糖、糖果、糕点等，尤其是含糖饮料。这些食品不仅容易导致能量过剩，还可能增加患上肥胖、2 型糖尿病和心血管疾病的风险。通过平衡饮食，确保摄入足够的

复杂碳水化合物和膳食纤维，同时限制简单糖的摄入，对维持整体健康有着至关重要的作用。

（五）维生素

维生素是维持机体生命代谢活动的一类微量的低分子有机化合物，具有重要的生理功能，虽然维生素本身不直接提供能量，也不构成人体组织的一部分，但它们具备关键的生理功能，对于保持身体健康和正常运作至关重要。维生素可分为脂溶性维生素（如维生素 A、维生素 D、维生素 E、维生素 K 等），以及水溶性维生素如维生素 B_1（硫胺素）、维生素 B_2（核黄素）、烟酸、维生素 B_6、泛酸、叶酸、维生素 B_{12}、维生素 C（抗坏血酸）等。在生长发育的关键时期，儿童对各种维生素的需求显著增加。如果无法及时补充足够的维生素，很容易导致相关的维生素缺乏症状出现。近年来的研究发现，儿童反复出现的呼吸道感染与其体内维生素水平不足之间存在明显的联系。这强调了保证儿童充分获得各类维生素的重要性，均衡的营养可增强免疫力，确保儿童的健康成长。

1. 维生素 A

维生素 A 是指含有视黄醇结构的一大类具有生物活性的物质，包括已经形成的维生素 A、维生素 A 原及其相关代谢产物。维生素 A 的活性形式在体内有 3 种，主要包括视黄醇、视黄醛和视黄酸，在儿童的生长发育过程中发挥重要作用。维生素 A 可维持正常的视觉功能，当维生素 A 水平不足时，人体的暗适应能力会受到影响，导致需要更长的时间来适应昏暗的环境。维生素 A 对于维持上皮组织的正常生长、再生、分化和稳定至关重要。缺乏维生素 A 会严重影响儿童的生长发育，可能导致生长停滞、发育迟缓和骨骼发育不良等问题。相比成人，儿童更容易出现维生素 A 缺乏的情况，应确保儿童获得充足维生素 A，以支持他们的健康成长。

根据中国营养学会《中国居民膳食营养素参考摄入量（2023 版）》的建议，维生素 A 的推荐摄入量（RNI）在 7 岁男性为 300μgRAE/d，女性为 280μgRAE/d；9 岁男性为 400 μgRAE/d，女性为 380μgRAE/d；12 岁男性为 560 μgRAE/d，女性为 520μgRAE/d；15 岁男性为 580μgRAE/d，女性为 480μgRAE/d

［注：RAE（Retinol Activity Equivalent），视黄醇活性当量］。

一般情况下，在均衡饮食的情况下，儿童青少年不易发生维生素 A 的缺乏。日常生活中，常见的富含维生素 A 的食物有动物肝脏，如鸡肝、猪肝等。植物性食物仅提供维生素 A 原类胡萝卜素。与动物食物来源比较，植物来源的胡萝卜素效价比较低。表 2-5 列举了常见食物中维生素 A 的含量，可供参考。

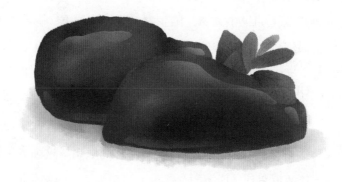

鸡肝

表 2-5　常见食物维生素 A 含量（μgRAE/100g 可食部）

食物	维生素 A 含量	食物	维生素 A 含量
牛肝	20220	鸡肝	10414
猪肝	6502	鹅肝	6100
鸭蛋黄	1980	河蟹	389
鸡蛋（代表值）	255	河蚌	243
枸杞菜（枸杞）	592	马齿苋	372
菠菜（赤根菜）	243	芒果（大头）	173
紫菜（干）	144	蘑菇（干）	137
芦橘	43	橙子	13
荞麦	2	马铃薯（土豆）	1

2. 维生素 D

维生素 D 有两种亚型，一种为维生素 D_2，由植物或酵母中含有的麦角固醇经紫外线照射而成；另一种为维生素 D_3，由皮下的 7- 脱氢胆固醇经紫外线照射而成。维生素 D 是一种亲脂性类固醇衍生物，通常因为其在调节钙和磷代谢、在肌肉骨骼健康中的作用而被广泛认识，例如缺乏维生素 D 可能导致儿童患佝偻病及生长迟缓。近几年维生素 D 在其他方面的作用逐渐被重视，例如对直肠癌的发生风险、肥胖及慢性代谢性疾病等的影响。

中国营养学会《中国居民膳食营养素参考摄入量（2023 版）》建议，维生素 D 7~11 岁 RNI 为 10μg/d，可耐受最高摄入量（UL）为 45μg/d；12~17 岁 RNI 为 10μg/d，UL 为 50μg/d。维生素 D 可以通过日光和膳食两种途径获得，经常进行户外活动，接受足够的日光，是人体获得维生素 D 良好的来源；天然食物中维生素 D 的来源，主要有鱼肝油、海水鱼（沙丁鱼）、动物肝脏、干酪等。常见食物中维生素 D 含量见表 2-6。此外，当前维生素 D 和鱼肝油的补充剂比较常见，但是对于是否需求补充，还是应该在医生和营养师的建议下选择。

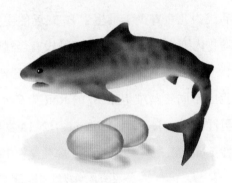

鱼肝油

表 2-6　常见食物中维生素 D 含量 [μg（U）/100g 可食部]

食物	维生素 D 含量	食物	维生素 D 含量
鱼干（虹鳟鱼、大马哈鱼）	15.6（623）	奶酪	7.4（296）
蛋黄（生鲜）	5.4（217）	沙丁鱼（罐头）	4.8（193）
香菇（干）	3.9（154）	猪油	2.3（92）
全蛋（煮、煎）	2.2（88）	全蛋（生鲜）	2.0（80）
黄油	1.4（56）	香肠	1.2（48）

（续表）

食物	维生素 D 含量	食物	维生素 D 含量
牛内脏	1.2（48）	猪肉（熟）	1.1（44）
海鲈鱼干	0.8（32）	干酪	0.7（28）
奶油（液态）	0.7（28）	牛肉干	0.5（20）

3. 维生素 B_1

维生素 B_1 又称硫胺素，是 B 族维生素之一，是维持人体生命活动和保持人体健康的重要活性物质，最初用于保护神经系统，如治疗脚气病和多种神经炎，因此又被称为抗神经炎因子或抗脚气病因子。目前，单纯选择精加工类谷物食品成为儿童青少年维生素 B_1 缺乏的主要营养问题。富含维生素 B_1 的食物，如动物内脏、肉类、豆类，以及没有经过精加工的粮谷类。

根据中国营养学会《中国居民膳食营养素参考摄入量（2023 版）》建议，我国不同年龄维生素 B_1 的 RNI 为 7~8 岁男性 1.0mg/d，女性 0.9mg/d；9~11 岁男性 1.1mg/d，女性 1.0mg/d；12~14 岁男性 1.4mg/d，女性 1.2mg/d；15~17 岁男性 1.6mg/d，女性 1.3mg/d。常见食物中维生素 B_1 含量见表 2-7。

表 2-7 食物维生素 B_1 含量表（mg/100g 可食部）

食物	维生素 B_1 含量	食物	维生素 B_1 含量
小麦胚粉	3.5	葵花籽仁	1.89
腊肉（培根）	0.9	猪大排	0.8
花生仁（生）	0.72	芝麻（黑）	0.66
榛子（干）	0.62	猪肉（瘦）	0.54
猪肉（腿）	0.53	辣椒（红，尖，干）	0.53
金华火腿	0.51	香肠	0.48
燕麦	0.46	鸡心	0.46
豌豆（鲜）	0.43	鸡肝	0.33

（续表）

食物	维生素 B₁ 含量	食物	维生素 B₁ 含量
牛肝菌（白，干）	0.32	鹅肝	0.27
紫菜（干）	0.27	鸭肝	0.26

4. 维生素 B₂

维生素 B_2，亦称核黄素，微溶于水，是体内黄酶类辅基的组成部分（黄酶在生物氧化还原中发挥递氢作用），因此，一旦体内维生素 B_2 含量不足，便可能干扰机体的正常生物氧化过程，从而扰乱物质与能量的代谢，导致生长发育受阻及物质代谢障碍。维生素 B_2 缺乏多表现为口、眼和外生殖器部位的炎症，如口角炎、唇炎、舌炎、眼结膜炎和阴囊炎等。富含维生素 B_2 的食物主要为奶类、蛋类、动物肝脏等，动物性食品较植物性食品的含量高。植物性食品中绿色蔬菜和豆类含量较高，谷类含量则较少。

根据中国营养学会《中国居民膳食营养素参考摄入量（2023 版）》建议，不同年龄儿童青少年维生素 B_2 的 RNI 为 7~8 岁男性 1.0mg/d，女性 0.9mg/d；9~11 岁男性 1.1mg/d，女性 1.0mg/d；12~14 岁男性 1.4mg/d，女性 1.2mg/d；15~17 岁男性 1.6mg/d，女性 1.2mg/d。常见食物中维生素 B_2 含量见表 2-8。

表 2-8　食物维生素 B_2 含量表（mg/100g 可食部）

食物	维生素 B₂含量	食物	维生素 B₂含量
大红菇	6.9	羊肚菌（干）	2.25
黄鳝丝	2.08	猪肝	2.02
羊肾	2.01	羊肝	1.75
竹荪（干）	1.75	牛肝	1.3
鸡肝	1.1	鸭肝	1.05
桂圆肉	1.03	小麦胚粉	0.79
鸭蛋黄	0.62	豆腐丝（干）	0.6

（续表）

食物	维生素 B$_2$ 含量	食物	维生素 B$_2$ 含量
杏仁	0.56	金丝小枣	0.5
扁豆（干）	0.45	枸杞菜（枸杞）	0.32

5. 维生素 C

维生素 C 又称抗坏血酸，自然界中有 L- 型和 D- 型两种，D- 型无生物活性。维生素 C 具有较多的生理功能，例如抗氧化作用，改善铁、钙和叶酸的利用，促进抗体的形成，促使胆固醇的代谢，参与神经递质的合成等。根据中国营养学会《中国居民膳食营养素参考摄入量（2023 版）》建议，我国儿童青少年维生素 C 的参考摄入量 7~8 岁 60mg/d，9~11 岁 75mg/d，12~14 岁 95mg/d，15~17 岁 100mg/d。

维生素 C 主要存在于新鲜的蔬菜和水果中，如柿子椒、番茄、菜花、猕猴桃、山楂、柠檬等，一般在叶菜类的蔬菜中含量比根茎类的更高，酸味的水果比无酸味的水果含量高。常见食物维生素 C 含量见表 2-9。维生素 C 在加热过程中极易被破坏，因此，在烹饪含有维生素 C 的食物时，应尽量采用短时间的烹饪方法，如急火快炒，以减少维生素 C 的损失。此外，添加醋或者适当的淀粉勾芡可以帮助保留维生素 C，因为这些成分可以在一定程度上减缓维生素 C 的破坏速度。

表 2-9 常见食物维生素 C 含量（mg/100g 可食部）

食物	维生素 C 含量	食物	维生素 C 含量
甜椒（脱水）	846	枣（鲜）	243
冬枣	243	沙棘	204
黑醋栗（黑加仑）	181	辣椒（红，小）	144
甜椒（灯笼椒）	130	番石榴	68
小白菜	64	中华猕猴桃	62

（六）矿物质

矿物质包括常量元素和微量元素。人体含量大于体重 0.01% 的元素称为常量元素，主要有钙、磷、镁、钠、氯、钾、硫等，主要参与构成人体组织成分（如骨骼、牙齿等硬组织大部分由钙、磷、镁组成）和体液成分（如钾、钠、氯与蛋白质共同维持细胞内外液适宜的渗透压，维持水电解质、酸碱平衡）。体内含量小于体重 0.01% 的元素称为微量元素，在人体代谢中具有重要作用，是一些酶、维生素的必需活性因子，构成或参与激素的作用，参与核酸代谢，参与免疫功能调节。其中必需微量元素包括铁、碘、锌、硒、铜、氟、钼、铬、钴等。

矿物质在体内不能合成，必须从外界摄入，食物和水是矿物质摄入的天然途径。对于儿童来说，随着年龄的增长，尤其是在生长发育加速的阶段，对矿物质的需求相应增加。然而，由于儿童时期常存在挑食、偏食和其他不良饮食习惯，导致矿物质摄入不足。如果矿物质的供应不足或因慢性消化道疾病导致吸收效率降低，可能会引起代谢异常和生长发育迟缓。

1. 钙

钙是构成人体重要的元素之一，也是体内含量最多的矿物质元素，有多种生理功能。在儿童和青少年的生长发育高峰期，对钙的需求显著增加。若在这一阶段长期未能摄入足够的钙，容易造成钙缺乏和骨骼内的钙贮存不足。为了满足儿童青少年骨骼的生长，《中国居民膳食营养素参考摄入量（2023 版）》建议，钙的参考摄入量为 7~8 岁 800mg/d；9~17 岁 1000mg/d。富含钙的食物包括奶制品、绿叶蔬菜、豆类和豆制品、芝麻、虾皮等。不同食物中的钙含量差异很大，且吸收率也不同，为确保儿童和青少年能够摄取到日常所需的钙，多样化饮食有助于满足身体对钙的需求（表 2-10）。对于是否需要补充钙制剂，应在医生和营养师的指导下选择，以避免过度摄入。此外，某些蔬菜由于粗纤维和植酸较高，其中的钙元素不容易被吸收。

表 2-10 常见食物中的钙含量（mg/100g）

食物	钙含量	食物	钙含量
虾皮	991	芝麻（黑）	516
河虾	325	素鸡	319
豆腐干	308	金针菜	301
紫菜（干）	264	海带	241
黄豆	191	绿苋菜	187
塌菜	186	红苋菜	178
北豆腐	138	毛豆	135
咸鸭蛋	118	酸奶	118
南豆腐	116	牛奶	104

资料来源：《中国食物成分表（第6版）》。

2. 碘

碘是人体生长发育中不可或缺的微量元素，它主要参与了甲状腺素的合成，对维持人体正常生理功能至关重要。碘的不足会严重影响生命早期和成长中的儿童青少年的健康，导致一系列严重的后果，如智力发展迟缓、身材矮小和生长发育受阻。因此，确保适量的碘摄入是维护儿童青少年健康成长的关键因素之一。为减少因碘缺乏导致的生长发育问题，《中国居民膳食营养素参考摄入量（2023 版）》建议儿童青少年碘 7~11 岁 RNI 为 90μg/d，UL 为 250μg/d；12~14 岁 RNI 为 110μg/d，UL 为 300μg/d；15~17 岁 RNI 为 120μg/d，UL 为 500μg/d。

含碘丰富的食物主要有海产品，其中紫菜和海带碘含量较高。另外，海鱼、海虾、干贝等海产品也是优良的碘来源，虽然它们的碘含量相对较低，但仍然可以作为日常饮食中补充碘的良好选择。常见食物含碘量见表 2-11。适当增加这些食物的摄入，有助于保证人体对碘的需求，从而维持甲状腺和整体健康。

表 2-11　常见食物含碘量表（μg/100g 可食部）

食物	碘含量	食物	碘含量
海带（干）	36240	海草	15982
海带结（干）	13500	海带丝（干）	12200
象拔蚌	2930	紫菜（干）	4323
海带（深海、冷鲜）	4210	海苔	2427
海带丝（鲜）	1690	虾皮	264.5
赤贝	162	鲍鱼（鲜）	102

3. 锌

　　锌是维持人体健康所必需的关键微量元素，尤其对性器官及其功能的正常发挥至关重要。长期或严重的膳食中的锌摄入不足会引起锌缺乏症。锌缺乏的主要症状包括食欲减退、异食癖（如对非食物物质的渴求）、生长发育滞后；性成熟推迟和第二性征发育不全；免疫功能下降和伤口愈合困难。研究发现锌缺乏与儿童感染性疾病如腹泻之间存在密切关联。然而，盲目补充过量锌或食用含过量锌的罐头食品和饮料，可能导致锌摄入超标，这会干扰铁、铜等其他微量元素的吸收和利用，并可能损害免疫系统功能。我国儿童青少年膳食锌的参考摄入量见表 2-12。

表 2-12　我国儿童青少年膳食锌的参考摄入量（mg/d）

年龄（岁）	平均需要量		推荐摄入量	
	男	女	男	女
7~	5.9		7.0	
9~	5.9		7.0	
12~	7.0	6.3	8.5	7.5
15~	9.7	6.5	11.5	8.0

资料来源：《中国居民膳食营养素参考摄入量（2023 版）》。

　　锌是一种在自然界多种食物中广泛存在的微量元素，尤其在贝壳类海产品、红肉和动物内脏中比较丰富。海产品，特别是牡蛎，是锌的极佳来源。此外，蛋、豆类、花生、燕麦和谷物胚芽也是锌的良好来源。相比之下，蔬菜和水果的锌含量通常较低。常见食物锌含量见表 2-13。为了确保足够的锌摄入，建议采取多样化饮食，平衡各类食物的摄入。

表 2-13　常见食物锌含量（mg/100g 可食部）

食物	锌含量	食物	锌含量
生蚝	71.2	小麦胚粉	23.4
羊肚菌（干）	12.11	扇贝（鲜）	11.69
赤贝	11.58	鱿鱼（干）	11.24
墨鱼（干）	10.02	火鸡腿肉	9.26
辣椒（红，尖，干）	8.21	葵花籽（奶油香）	7.62
香肠	7.61	牛肉干	7.26
南瓜子（炒）	6.76	桑葚（干）	6.15
乳鸽（红烧）	6.33	羊肉（瘦）	6.06
麸皮	5.98	蚕豆（带皮）	4.76

（七）水

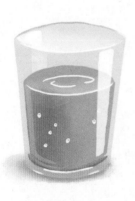

　　儿童青少年新陈代谢活跃，对蛋白质和矿物质的需求量较大，因此，他们对水的需求量相对成人来说也更大。儿童在生长发育的关键阶段，代谢旺盛，尤其在炎热天气进行体育活动时，需要保证充足的水分摄入以满足身体需求。

　　随着进入青春期，男性和女性之间的生理特点开始显著区分，对水的需求量也开始呈现差异性。7~11 岁儿童饮水量 1000mL/d；12~14 岁男性 1300mL/d，女性 1100mL/d；15~17 岁男性 1400mL/d，女性 1200mL/d（表 2-14）。水分摄入不足或过度丢失会引起脱水，这不仅会降低个体的认知功能和身体活动能力，而且还会增加便秘的风险。

表 2-14　中国儿童青少年人群膳食水适宜摄入量（L/d）

年龄（岁）	饮水量 a		总摄入量 b	
	男	女	男	女
4~	0.8		1.6	
7~	1.0		1.8	
12~	1.3	1.1	2.3	2.0
15~17	1.4	1.2	2.5	2.2

注：资料来源于《中国居民膳食营养素参考摄入量（2023 版）》。a. 温和气候条件下，轻体力活动水平饮水量；b. 包括食物中的水和饮用水。

二、青春期常见的营养问题

青少年阶段是从儿童向成人过渡的关键期，这一时期伴随着显著的生理和心理变化。在这个阶段，适当的营养不仅对预防成年后慢性疾病的发生至关重要，而且对提高生产力和促进社会发展也具有重要意义，因此，青少年时期的营养健康已经成为公共卫生领域的关注重点。

（一）青春期贫血

铁是人体内必不可少的微量元素之一，它是血红素的重要组成部分。虽然铁在人体中的含量较低，但缺铁会对儿童的生长发育和身体素质产生显著影响，可能会引起烦躁、注意力分散和免疫力下降等问题，甚至会导致缺铁性贫血。值得注意的是，维生素 C 能够有效促进铁的吸收和利用，因此在补充铁时，也应当注意维生素 C 的摄入，以确保铁的有效利用。

青春期的少女由于身体发育的需要及月经造成的额外失血性铁质流失，对

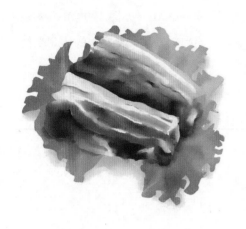

铁元素的需求明显高于同龄男孩。这个时期，如果营养补给不足，尤其是由于减肥导致饮食量减少、排斥红肉等铁质丰富的食物，或者存在挑食、偏食等不良饮食习惯，都可能导致铁的摄入不足，长此以往，可能引发缺铁性贫血，影响健康和发育。因此，对处于这一生长阶段的少女来说，确保充足的铁摄入是保持健康的关键之一。

为了维持生长发育，培养良好的饮食习惯至关重要。日常饮食应多样化，确保各种营养素的均衡摄入。针对偏食和挑食的问题，应及时进行调整，避免因减肥或长期素食而导致营养不足。同时，建议减少茶和咖啡的摄入量，特别是在进餐期间，因为这些饮品中含有的成分如单宁酸和多酚类化合物，可能会干扰铁的吸收，进而影响身体健康。

《中国居民膳食营养素参考摄入量（2023 版）》建议儿童青少年铁的参考摄入量具体见表 2-15。

表 2-15　儿童青少年铁参考摄入量（mg/d）

年龄（岁）	平均需要量		推荐摄入量	
	男	女	男	女
7~	9		12	
9~	12		16	
12~	12	16	14	18
15~17	12	16	14	18

资料来源：《中国居民膳食营养素参考摄入量（2023 版）》。

铁在各类食物中的含量和在人体的吸收效率存在显著差异。一般来说，动物性食物被认为是人体铁的优质来源，不仅因为它们含铁量高，而且铁的生物利用率也较高。这类食物包括动物血、动物肝脏、红肉等。而在植物性食物中，像芝麻酱、木耳等虽然也含有铁，但是其铁的吸收率通常较低。因此，为了确保充足的铁摄入，建议在日常饮食中适当结合动、植物性食物，以优化铁的摄入和吸收。常见食物铁含量见表 2-16。

表 2-16　常见食物铁含量（mg/100g）

食物	铁含量	食物	铁含量
紫菜	54.9	芝麻酱	50.3
鸡鸭血	30.0	鸭肝	23.1
猪肝	22.6	黑芝麻	22.7
海参	13.2	冬菇（干）	10.5
青豆	8.4	大豆	8.2
赤豆	7.4	黑豆	7.0
虾皮	6.7	淡菜	6.7
鸡蛋黄	6.5	猪肉松	6.4
黑木耳（水发）	5.5	海蜇皮	4.9
牛肉（里脊）	4.4	猪肉（瘦）	3.0

资料来源：《中国居民膳食营养素参考摄入量（2023 版）》。

（二）饮食摄入不均衡

青春期是一个身体和心理发育都非常关键的阶段，青少年的饮食习惯对他们的健康和发育都有着重要的影响。然而，现代社会中青少年饮食摄入仍然存在以下问题：①随着社会的发展和生活水平的提高，青少年的饮食中摄入过多高热量、高油脂的食物，如快餐、炸食等。这些食物往往会导致肥胖问题，增加患糖尿病、高血压等代谢性疾病的风险。②部分青少年偏爱食用高热能、高糖食品，以及饮用含糖饮料等，而忽视了新鲜蔬菜水果、谷类等均衡饮食的重要性。长期不均衡的膳食结构会导致营养不良，影响身体的正常发育及免疫功能。③有些青少年由于学业繁重、无序的生活方式等，养成了不规律的饮食习惯，可能会出现暴饮暴食或长时间不进食的情况。这种情况如果持续下去，将会对他们的身体健康产生负面影响。面对青春期饮食摄入不均衡的情况，可以采取以下措施改变。

1. 提倡均衡饮食

教育青少年和家长关于均衡饮食的重要性，包括摄入足够的蔬菜水果、蛋白质、碳水化合物和脂肪等营养物质。

2. 减少高热量、高油脂食物的摄入

鼓励青少年减少快餐、炸食等高热量、高油脂食物的摄入，减少外卖、外出就餐等行为，并且推广健康的烹饪方式，如蒸、煮、烩等。

3. 鼓励多样化饮食

引导青少年尝试不同种类的食物，保证膳食的多样性，以获得更全面的营养。

4. 定期进行营养评估

定期监测青少年的营养状况，及时发现问题并进行干预。

5. 提供健康饮食相关的信息和教育

通过课程、宣传活动、社区讲座等形式，向青少年和家长传达正确的饮食知识，帮助他们养成健康的饮食习惯。

6. 建立健康的饮食环境

学校和社会提供更多健康餐饮选择，减少对高糖、高盐、高油食物的推广，营造健康的饮食环境。

相信通过以上措施的实施，可以逐步改变青春期饮食摄入不均衡的现状，促进青少年的健康成长。

第二节　儿童青少年期的合理膳食

在儿童青少年的成长发育阶段，合理膳食及培养良好的饮食习惯不仅对他们的体格和智力发展至关重要，也是保持健康的基石。《中国居民膳食指南（2022）》强调通过了解青少年时期对能量和各种营养素的需求，并据此进行合理的膳食搭配，是确保儿童青少年健康成长的关键。

一、食物选择特点

（一）认识食物

正确引导儿童青少年对美味可口的菜肴食物本来样子的猜测产生兴趣，鼓励他们去探索这些食物的来源、生长过程及它们是如何到达我们餐桌上的，这不仅是一种乐趣，更是一次知识的探险。此外，深入了解食物制作的步骤，可以增加他们对食物背后故事的了解和对健康饮食的兴趣。为了让儿童和青少年更好地理解食物与营养之间的重要联系，学校可以开设食物营养知识课程，或称之为"食育课程"。这样的课程将教会他们如何识别各种食物的营养价值，以及这些营养元素对身体健康的重要性。家长在日常生活中也扮演着关键角色，他们可以鼓励孩子参与到食物的购买、准备和制作过程中，这不仅是一次实践活动，更是一次生动的营养教育。通过这种方式，儿童青少年将更加意识到健康饮食的重要性，并学会如何为自己和家人准备营养均衡的餐食。

（二）食物多样化

食物多样性是平衡饮食的关键。不同食物中含有的营养素种类和含量不尽相同，而一个健康的饮食习惯需要这些营养素的全面组合。没有单一的食物或营养素能够独立满足人体的全部需求。尤其对于正处于生长发育阶段的儿童青少年来说，多样化的饮食不仅能够提供他们所需的各种营养素，还能帮助他们培养健康的饮食习惯。将各种食物合理搭配，可以确保饮食的全面性，从而满足机体对营养的全面需求。

在追求健康饮食的过程中，要注意粗细搭配、荤素搭配。例如谷类蛋白质中赖氨酸含量低，而豆类蛋白质中蛋氨酸含量较低，若将谷类和豆类食物搭配起来用，氨基酸可以得到互补。这种互补作用意味着两种食物中的蛋白质相互弥补各自的氨基酸短板，从而在一定程度上提高了蛋白质的生物利用率。生物利用率高的蛋白质更容易被人体吸收和利用，这对于维持肌肉健康、促进身体发育和维持正常的生理功能至关重要。

当我们将植物性食物与动物性食物巧妙地结合在一起烹饪时，不仅能够大幅提升菜肴的色泽、香气和风味，还能为我们的饮食带来全面的营养补充。例如，一道含有瘦肉和丰富蔬菜的炒菜，既能提供优质蛋白质，又能补充多样的维生素和矿物质；同时，蔬菜中的膳食纤维还有助于提高餐后的饱腹感，有益于体重管理。《中国居民膳食指南（2022）》特别强调了食物多样性的重要性，建议平均每天不重复的食物种类达到 12 种以上，每周达到 25 种以上。

（三）正确选择零食

在当今社会，随着经济发展和生活水平的提升，零食市场呈现出前所未有的丰富多样性。尽管零食为我们提供了多样化的食物选择，但如何在众多选项中做出健康的选择，特别是对于儿童青少年来说，变得尤为重要。根据《中国儿童青少年零食指南（2018）》，零食不仅是儿童青少年喜爱的食品，当正餐不能满足他们所有的营养需求时，适量的零食也可以成为他们饮食中的一个补充。零食在儿童青少年的饮食中扮演着重要的辅助角色，关键在于如何选择对他们有益的零食。

二、儿童青少年期的膳食搭配原则

儿童青少年正处于生长发育的黄金阶段，新陈代谢活跃，对能量和各种营养素的需求相比成人要高得多。然而，如果饮食安排不当，营养摄入不足或不平衡，就可能阻碍他们的正常发育。针对这一问题，有研究者分析了 2005~2014 年间我国 31 个省份 7~18 岁儿童青少年的营养状况，结果显示，虽然营养不良的检出率有所下降，但平均检出率仍高达 10%。因此，为了满足儿童青少年正常生长发育所需的能量和营养素摄入，我们应做到以下几点。

（一）合理的饮食制度

为了保障儿童与青少年健康成长，营养均衡的饮食制度是不可或缺的一环。合理规划一日三餐，不仅能培养健康的饮食习惯，还能提高学习效率和生活质量。每天的饮食应遵循科学的能量分配：早餐应占全天总能量的 25%~30%，午餐占 30%~40%，而晚餐则应保持在 30%~35%。在这样的比例分配下，每一餐都显得至关重要。

（1）早餐 作为开启全新一天的第一餐，其重要性不言而喻。研究显示，一个营养充足的早餐不仅能够提升学生的学习能力，还能激发学校活动中的积极参与度。因此，确保孩子们享用充满营养的早餐，对他们的上午学习至关重要。

（2）午餐 在日常的学习和生活中扮演着核心角色。一顿丰富而营养均衡的午餐，能够为下午的学习和活动提供稳定的能量来源。因此，我们应当注重午餐的质量与分量，确保孩子们能够吃得健康、吃得饱。

（3）晚餐 虽然仍然重要，但建议适量进食。在日间的学习与活动后，一个轻松且营养的晚餐能够帮助孩子们恢复体力，同时避免过量摄入导致的不适。

除此之外，我们还应努力减少孩子依赖外卖和外出就餐的习惯，因为这些饮食方式往往不如家庭烹饪健康。通过在家准备餐食，我们不仅能更好地控制食物的营养成分和卫生条件，也有助于孩子建立更健康的饮食观念。

（二）健康的饮食行为

儿童青少年的营养摄入需要均衡，这是为了保证他们健康地成长并维持适宜的体重。一些不良的饮食习惯，如挑食和偏食，可能会导致摄入的能量和营养素不足，从而影响到健康并增加营养不良的风险。另外，暴饮暴食会导致能量过剩，给消化系统带来负担，并可能导致儿童和青少年超重或肥胖，进而增加成年后罹患慢性疾病的风险。研究表明，不良的饮食行为是导致肥胖的主要原因之一。

因此，家长的角色至关重要，不仅需要以身作则，还应该培养孩子合理健康的饮食习惯。一旦发现孩子的饮食行为存在问题，应该及时进行纠正和干预。一项调查研究显示，虽然有些儿童因为觉得零食好吃而选择进食，但有超过一半的儿童吃零食是因为父母的建议或安排。这就凸显了教育家长在营养和健康方面的重要性。学校和社区应该对家长进行营养健康的宣教，制订合理的饮食教育计划，帮助家长理性选择零食，使儿童养成良好的饮食习惯。

（三）营养素摄入量要相互平衡

不同种类的食物含有的营养素各不相同，对我们的身体健康和生长发育起着不一样重要的作用。为此，我们需要采取均衡的饮食，确保能量来源的比例得到适当的平衡。在一次健康饮食中，蛋白质应该占到总能量的 12%~14%，脂肪的比例应控制在 20%~30%，碳水化合物应占到总能量的 50%~65%。通过确保这些营养素的摄入比例平衡，不仅能促进儿童健康发育，还能维持日常所需的精力。

三、儿童青少年膳食指南

为了帮助儿童青少年获得合理的营养，促进健康并提高身体素质，中国营养学会推出了《中国学龄儿童膳食指南（2022）》。这份指南为孩子们的健康饮食提供了科学的指导，其中包含了五条重要的平衡膳食准则，旨在帮助家长和孩子们理解如何科学地安排日常饮食。

准则一：主动参与食物选择和制作，提高营养素养

（1）学习食物营养的相关知识。认识食物，了解食物与环境及健康的关系，了解并传承中国饮食文化；充分认识合理营养的重要性，建立对自己的健康和行为负责的信念。

（2）主动参与食物选择和制作。会阅读食品标签，和家人一起选购和制作食物，不浪费食物，并会进行食物搭配。

（3）家庭和学校构建健康食物环境。除提供平衡膳食外，还应通过营养教育、行为示范、制作食物规则等，鼓励和支持学龄儿童提高营养素养并养成健康饮食行为。

准则二：吃好早餐，合理选择零食，培养健康饮食行为

（1）清淡饮食、不挑食偏食、不暴饮暴食，养成健康饮食行为。

（2）做到一日三餐，定时定量，饮食规律。

（3）早餐食物应包括谷薯类、蔬菜水果、动物性食物及奶类、大豆和坚果等四类食物中的三类及以上。

（4）可在两餐之间吃少量的零食，选择清洁卫生、营养丰富的食物作为零食。

（5）在外就餐时要注重合理搭配，少吃含高盐、高糖和高脂肪的食物。

准则三：天天喝奶，足量饮水，不喝含糖饮料，禁止饮酒

（1）天天喝奶，每天300mL及以上液态奶或相当量的奶制品。

（2）主动足量饮水，每天800~1400mL，首选白水。

（3）不喝或少喝含糖饮料，更不能用含糖饮料代替水。

（4）禁止饮酒及喝含酒精饮料。

准则四：多户外活动，少视屏时间，每天60分钟以上中高强度身体活动

（1）每天应累积至少60分钟中高强度的身体活动。

（2）每周至少3次高强度的身体活动，3次抗阻力活动和骨质增强型活动。

（3）增加户外活动时间。

（4）减少静坐时间，视屏时间每天不超过2小时，越少越好。

（5）保证充足睡眠。

（6）家长、学校、社区共建积极的身体活动环境，鼓励孩子掌握至少一项运动技能。

准则五：定期监测体格发育，保持体重适宜增长

（1）定期测量身高和体重，监测生长发育。

（2）正确认识体型，科学判断体重状况。

（3）合理膳食、积极进行身体活动，预防营养不足和超重肥胖。

（4）个人、家庭、学校、社会共同参与儿童肥胖防控。

第三节　不同年龄儿童青少年的膳食组成

儿童青少年每日的能量和营养素的摄入要满足生长发育所需，6~10岁的男童所需能量在6700~8580kJ/d，女童所需能量在6070~7950kJ/d，随着年龄增长，能量需求也在增加，11~13岁青少年男性达9200~10880kJ/d，青少年女性达8370~9200kJ/d，14~17岁青少年男性10880~12340kJ/d，青少年女性9200~9830kJ/d。具体各个年龄所需能量对应的不同种类食物的摄入量，可以参见表2-17。

表2-17　不同年龄儿童青少年的膳食组成

食物组	6~10岁	11~13岁	14~17岁
谷类（g/d）	150~200	225~250	250~300
全谷物和杂豆（g/d）	30~70	30~70	50~100
薯类（g/d）	25~50	25~50	50~100
蔬菜（g/d）	300	400~450	450~500
水果（g/d）	150~200	200~300	300~350
畜禽肉类（g/d）	40	50	50~75

（续表）

食物组	6~10 岁	11~13 岁	14~17 岁
蛋类（g/d）	25~40	40~50	50
水产品（g/d）	40	50	50~75
奶及奶制品（g/d）	300	300	300
大豆（g/w）	105	105	105~175
坚果（g/w）	50	50~70	50~70
食盐（g/d）	<4	<5	<5
食油（g/d）	20~25	25~30	25~30

资料来源：《中国学龄儿童膳食指南（2022）》。

　　碳水化合物是我们体能的主要能量来源，因此谷物的摄入至关重要，尤其是随着年龄的增长，这一需求也会逐渐上升。谷物不仅能提供能量，还能供给我们身体所需的多种营养素。新鲜的蔬菜和水果富含维生素 C 和膳食纤维，对于维持日常健康也同样重要，建议每天都要有足够的摄入。

　　畜禽肉类和水产品是我们获得优质蛋白质的重要途径。随着年龄增长，对于蛋白质的需求也会相应增加。蛋白质对于身体的生长发育和维持人体的正常生理功能非常关键。优质蛋白质的摄入有助于肌肉的生长和修复，同时也是身体其他组织正常运作的基础。

　　乳制品则是钙质的良好来源。钙不仅对儿童和青少年的骨骼与牙齿健康十分重要，还对确保神经和肌肉功能的正常运作有着重要作用。在儿童青少年生长发育和骨钙量贮存的关键时期，钙的需求显著增加，确保每天摄入足够的乳制品变得尤为重要。

第四节　平衡儿童膳食的三种方法

一、儿童平衡膳食算盘

为了帮助孩子们轻松、快捷地掌握均衡营养的概念，《中国居民膳食指南（2022）》推出了适用于儿童的平衡膳食算盘（图2-1）。

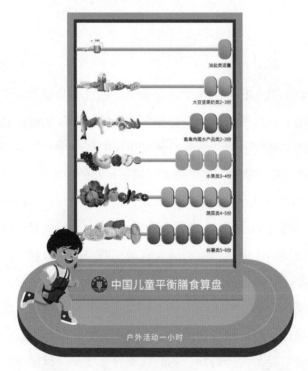

图 2-1　中国儿童平衡膳食餐盘（2022）

这个算盘不仅是一个生动有趣的学习工具，更是一把钥匙，开启孩子们对健康饮食知识的大门。平衡膳食算盘主要适用于儿童，根据平衡膳食的原则转化成各类食物分量图形化表示。

该算盘分量是根据8~11岁儿童能量需要量平均值大致估算，可以非常简便得让大家了解一日三餐的食物基本有多少份量，每一份分别代表多少重量。例如：浅棕色是谷薯类，6 颗算珠表示每天摄入此类物质是 5~6 份，为 150~225g 谷类；30~70g 全谷物和杂豆；25~50g 薯类。绿色是蔬菜类，5 颗算珠表示每天摄入蔬菜 4~5 份，一份蔬菜为生重的可食部 100g，注意深色蔬菜最好不低于每天总体蔬菜摄入量的 1/3。黄色是水果类，4 颗算珠表示每天摄入水果 3~4 份，一份水果 100g。橘红色是动物性食物，3 颗算珠表示每天摄入动物性食品 2~3 份，一份瘦肉类 40~50g；一份鱼虾贝类 40~50g；一份蛋类 40~50g。蓝色是大豆、坚果和奶类，2 颗算珠表示每天摄入大豆、坚果和奶制品 2~3 份，一份大豆 20~25g；一份奶类 200~250mL；1 份坚果 10g。橘黄色是油和盐，1 颗算珠表示每天摄入油盐要适量，一份油约为家用一瓷勺的量，儿童每天需要 20~25g；盐摄入量每天＜ 5g。

除了饮食之外，儿童的身体锻炼同样重要。算盘的设计下方附有一个象征性的运动场底座，上面有一名身挎水壶在跑步的儿童形象，生动地传达出鼓励孩子们喝白开水、每天进行户外活动和积极锻炼身体的信息。这不仅能提高孩子们对身体健康的意识，也是培养孩子们健康生活习惯的有效方式。

二、食物餐盘法和手掌法的介绍及应用

在日常忙碌的日常生活中，精确地称量每一餐的食物份量大家可能会感到有些困难，为了简化这一过程，《中国居民膳食指南（2022）》推荐了一种既直观又简单的方法——餐盘法（图 2-2）。这种方法不仅可以帮助儿童和青少年更好地理解每餐应该摄入哪些类型的食物，还能让他们对食物的份量配比有一个大致的了解。通过餐盘法，儿童青少年可以轻松掌握每天三餐所需的食物量和营养配比。与膳食算盘相比，餐盘法的优势在于其简洁明了的视觉呈现，易于操作和记忆。这种方法适用于 2 岁及以上的所有人群，通过参照餐盘法来规划膳食，可以让每个人更加科学地安排自己的饮食，确保营养均衡，促进健康生活。

此外，为了确保儿童青少年的饮食营养均衡及体重健康，我们可以借用一

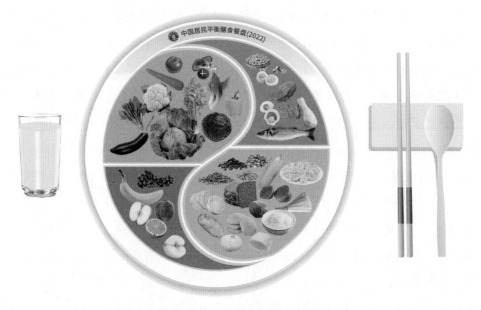

图 2-2 中国居民平衡膳食餐盘（2022）

个简便实用的方法——使用成人的手掌来评估孩子每天食物的摄入量。这种方法不仅便于理解，而且易于实践，特别适合家长在家中为孩子准备餐食时参考。由于儿童和青少年的手掌大小在成长过程中会发生变化，采用家长的手掌作为量度工具更为合适。以 7~10 岁儿童的饮食为例，我们可以根据中国营养学会的推荐来调整每餐的食物摄入量。

（1）谷类食物　每餐摄入量约为一个成人拳头大小，重量为 150~200g。这相当于一小碗米饭或面条的量。

（2）蔬菜　应占据双手合十的量，大约 300g，其中深色蔬菜应占一半。这样的量确保了孩子摄入足够的纤维素和维生素。

（3）荤菜（畜禽肉和水产品）　量应为 1~2 个成人手掌心大小，每种食物约 40g。这有助于满足孩子生长发育所需的蛋白质和矿物质。

（4）水果　每餐约为一个成人拳头大小，重量为 150~200g，相当于一个中等大小的苹果或梨。

第五节　不同年龄段膳食食谱举例

　　学生套餐一（表 2-18）、二（表 2-19）、三（表 2-20）适合 7~10 岁年龄段儿童的能量需求，套餐中涵盖了 19~25 种食物，满足了食物多样化的要求。早餐作为一天中的第一餐，对于儿童青少年的营养和健康状况有着重要的影响。套餐中的早餐包含了谷类、鸡蛋、奶及奶制品和水果 4 类，可以认为营养质量"较高"。在中餐和晚餐中，我们在主食中适当添加了全谷物，确保了更多的 B 族维生素、矿物质、膳食纤维等营养成分。在饮食中也要注意粗细搭配，荤菜的选择可以有鱼虾、瘦肉类，但对肉类注意控制摄入量。每天的蔬菜必不可少，其中绿叶菜需要占 1/2。荤素搭配既可以解决动物蛋白和植物蛋白的互补问题，还可以得到丰富的维生素和无机盐，并增加了脂溶性维生素的吸收。

表 2-18　学生套餐一（能量 7100kJ）

餐次	食物名称	食物原料
早餐	芝麻鸡蛋面饼	面粉 50g、鸡蛋 25g、油 3g、葱适量、芝麻 2g
	苹果	苹果 200g
	牛奶	牛奶 300mL
午餐	燕麦饭	米 85g、燕麦 5g
	清蒸带鱼	带鱼中段 70g、糖 1g
	鸡丁腰果玉米粒	鸡腿丁 30g、玉米粒 50g、腰果 5g、油 3g
	蒜泥菠菜	菠菜 150g、蒜 3g、油 3g
	虾皮萝卜丝汤	白萝卜 25g、虾皮 1g、油 1g
晚餐	南瓜饭	大米 85g、南瓜 25g
	洋葱牛肉丝	牛肉 30g、洋葱 25g、油 3g、糖 1g、生抽少许
	蛋皮包肉	瘦肉末 30g、鸡蛋 25g、糖 1g、油 2g
	香菇西兰花	西兰花 150g、香菇 10g、油 3g
	土豆番茄汤	土豆 55g、番茄 30g、葱 2g

表 2-19　学生套餐二（能量 7100kJ）

餐次	食物名称	食物原料
早餐	肉包＋玉米段	肉包 80g、玉米段 120g
	香蕉	香蕉 200g
	牛奶	牛奶 300mL
午餐	白米饭	大米 85g
	酱鸭	鸭腿 50g、油 7g、酱油 5mL、糖 5g、茴香适量、香料少许、麻油少许、盐少许
	虾仁蒸鸡蛋	虾仁 15g、鸡蛋 50g、盐少许、黄酒少许
	百合蒸南瓜	南瓜 75g、百合 10g
	荠菜粉丝汤	荠菜 15g、粉丝 25g、油 1g
晚餐	紫米饭	大米 80g、紫米 5g
	彩椒鱿鱼丝	鱿鱼 75g、青椒 10g、红椒 10g、油 3g、糖 1g、盐少许、葱适量
	双笋炒肉片	肉片 15g、莴笋 50g、笋 25g、油 2g、糖 1g、盐少许
	蘑菇炒青菜	青菜 200g、蘑菇 10g、豆油 3g、盐少许
	豆腐木耳汤	豆腐 30g、水发木耳 10g、盐 1g

表 2-20　学生套餐三（能量 7100kJ）

餐次	食物名称	食物原料
早餐	烧卖＋紫薯	烧卖 75g、紫薯 100g
	草莓	草莓 150g
	牛奶	牛奶 300mL
午餐	白米饭	大米 85g
	红烧基围虾	基围虾 60g、油 5g、酱油适量、葱适量、姜适量
	扬州干丝	干丝 30g、胡萝卜丝 5g、油 3g、糖 1g、肉丝 10g、盐少许、料酒少许
	蚝油生菜	生菜 125g、油 3g、糖 1g、蚝油适量
	豆苗蛋汤	豆苗 30g、鸡蛋 50g、油 1g

（续表）

餐次	食物名称	食物原料
晚餐	红薯米饭	大米 80g、红薯 25g
	金针菇炒鸡丝	鸡胸肉 50g、金针菇 10g、油 3g、糖 1g、盐少许、料酒少许
	清炒菠菜	菠菜 200g、油 2g
	土豆烧肉	猪腿肉 15g、土豆 50g、油 2g、酱油少许
	肉末番茄豆腐	猪肉末 15g、番茄 25g、豆腐 50g、油 2g、糖 1g

　　学生套餐四（表 2–21）、五（表 2–22）、六（表 2–23）适合于 11~13 岁年龄段的儿童青少年。套餐中的食物种类丰富且多样化，涵盖了 19~27 种食物，其中早餐包括了 4~5 种食物，每天食用营养充足的早餐可以为儿童青少年提供体格和智力发育所需的能量和各种营养素。在中餐、晚餐中增加全谷物、薯类等粗杂粮，并且注意荤素搭配，保证食物的多样性。

表 2-21　学生套餐四（能量 8300kJ）

餐次	食物名称	食物原料
早餐	小汤包 + 红薯	小汤包 100g、红薯 100g
	蓝莓	蓝莓 150g
	牛奶	牛奶 300mL
午餐	黑米饭	大米 100g、黑米 5g
	清蒸鲳鱼	鲳鱼 100g
	香菜小素鸡	素鸡 50g、香菜 5g、油 3g、糖 1g
	清炒鸡毛菜	鸡毛菜 200g、油 5g
	金针菇萝卜丝汤	金针菇 10g、萝卜 20g、油 1g

（续表）

餐次	食物名称	食物原料
晚餐	南瓜米饭	大米 100g、南瓜 25g
	盐水大头虾	大头虾 50、盐适量
	洋葱牛肉片	牛肉 40g、洋葱 50g、油 5g、糖 3g、酱油少许
	醋熘藕片	藕 200g、油 3g、糖 2g、醋 3mL
	蘑菇蛋汤	鸡蛋 50g、蘑菇 15g、油 1g

表 2-22　学生套餐五（能量 8300kJ）

餐次	食物名称	食物原料
早餐	蔬菜包 + 紫薯	蔬菜包 100g、紫薯 70g
	鸡蛋	鸡蛋 55g
	车厘子	车厘子 150g
	牛奶	牛奶 300mL
午餐	麦片饭	大米 100g、燕麦片 10g
	栗子烧鸡块	鸡腿 60g、栗子 30g、油 4g、糖 3g、酱油 5mL
	芹菜炒肉丝	腿肉 30g、芹菜 100g、油 3g、糖 1g
	花菜木耳	花菜 150g、木耳 15g、油 3g、糖 1g
	小排黄豆汤	小排 20g、黄豆 5g
晚餐	小米饭	大米 100g、小米 10g
	陈皮鱼块	青鱼中段 60g、陈皮 2g、油 3g、糖 3g、酱油 5mL
	洋葱鸡肉丝	鸡胸 30g、洋葱 100g、油 3g、糖 1g
	白灼芥蓝	芥蓝 150g、油 3g、糖 1g
	酸辣汤	豆腐 20g、笋 5g、醋 2mL、鸡蛋 10g、辣椒酱 1g、油 1g

表2-23　学生套餐六（能量8300kJ）

餐次	食物名称	食物原料
早餐	鲜肉包＋玉米一段	鲜肉包100g、玉米100g
	鸡蛋	鸡蛋55g
	葡萄	葡萄150g
	牛奶	牛奶300mL
午餐	紫米饭	大米100g、紫米10g
	粉蒸排条	排条70g、蒸肉粉5g
	青椒炒肉片	腿肉50g、青椒25g、油3g、糖2g
	炒三丝	茭白100g、胡萝卜10g、彩椒25g、油5g、糖2g
	菌菇豆腐汤	豆腐20g、菌菇10g、油1g
晚餐	紫薯米饭	大米100g、紫薯50g
	山楂鱿鱼卷	鱿鱼卷50g、山楂5g、油3g、糖2g
	木耳笋片烩鸡片	鸡胸45g、笋25g、水发木耳15g、油3g、糖2g
	杏鲍菇炒青菜心	青菜150g、杏鲍菇50g、油5g、糖1g
	油豆腐白菜汤	白菜50g、油豆腐15g（2只）

学生套餐七（表2-24）、八（表2-25）适合于14~17岁青少年的日常能量需求，套餐中食物种类丰富，涵盖了23~30种食物，满足了食物多样化的需求。套餐注重粗细搭配，荤素搭配，既可以得到丰富的维生素和无机盐、膳食纤维等，又解决了动物蛋白与植物蛋白的互补问题。

表2-24　学生套餐七（能量9200kJ）

餐次	食物名称	食物原料
早餐	杂粮粥	黑豆5g、花生5g、莲子5g、白扁豆5g、大米40g
	鸡蛋饼	鸡蛋50g、面粉30g、油3g
	橙子	橙子一个（250g）
	牛奶	牛奶300mL

（续表）

餐次	食物名称	食物原料
午餐	紫米饭	大米 125g、紫米 10g
	鱼香肉丝	肉丝 60g、笋 15g、油 4g、糖 3g、酱油 5mL、泡椒 2g
	虾仁豆腐烩蘑菇	虾仁 50g、豆腐 100g、蘑菇 25g、油 3g、糖 1g
	炒素什锦	山药 50g、西芹 100g、木耳 20g、胡萝卜 10g、油 5g、糖 1g
	鱼丸莼菜汤	鱼丸 20g、莼菜 10g、油 1g
晚餐	红薯米饭	大米 125g、红薯 25g
	糖醋里脊	猪里脊 50g、油 3g、酱油 5mL、糖 1g
	杏鲍菇青椒木耳炒肉片	腿肉 30g、杏鲍菇 50g、青椒 15g、木耳 20g、油 3g、糖 1g
	炒苋菜	苋菜 150g、油 3g
	三丝汤	白菜 50g、胡萝卜 3g、香菇 5g、油 1g

表 2-25　学生套餐八（能量 9200kJ）

餐次	食物名称	食物原料
早餐	三明治	面包 80g、培根 50g、番茄 50g、黄瓜 25g
	玉米	玉米一段（100g）
	草莓	草莓 250g
	牛奶	牛奶 300mL
午餐	燕麦饭	大米 125g、燕麦片 10g
	莲子猪肉丁	猪腿肉 50g、干莲子 5g、油 5g、糖 2g
	丝瓜鱼面筋	丝瓜 100g、鱼面筋 50g、油 3g、糖 1g
	炒双笋	莴笋 100g、笋 50g、油 3g
	木耳蛋汤	鸡蛋 15g、木耳 15g、油 1g
晚餐	黑米饭	大米 125g、黑米 10g
	茄汁鲳鱼	鲳鱼 85g、油 4g、番茄酱 5g、糖 5g、黄酒少许、盐少许、葱适量、干粉适量
	蛋皮黄瓜丝	鸡蛋 20g、黄瓜 50g、油 2g
	清炒杭白菜	杭白菜 200g、油 2g
	芋艿粒豆腐羹	芋艿 10g、豆腐 25g

第三章

容易被忽略的营养标签

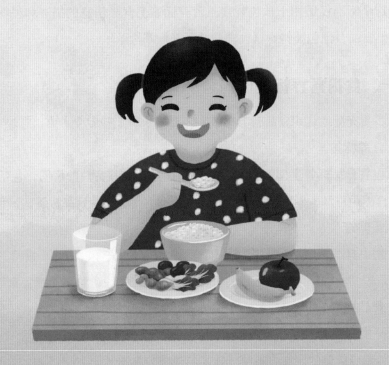

第一节　关于食物营养标签

食品标签的发展是预包装食品标签上向消费者提供食品营养信息和特征的说明。通过实施营养标签的管理制度，消费者能够对预包装食品的营养信息有充分的了解，让我们在选择和购买食品的时候能够做到"心中有数"。消费者通过认识食品标签，能够提高对食品营养成分的认识，进一步达到平衡膳食的目的，预防和减少与营养相关的一系列疾病。通过建立食品标签的制度，有利于规范企业行为，促进合理商业行为。

我国现行的是《食品安全国家标准预包装食品营养标签通则》GB28050–2011。这个标准仅适用于预包装食品营养标签上营养信息的描述和说明，不适用于保健食品及预包装特殊膳食食品的营养标签标示。

一、食物营养标签的内容

为了更充分地认识食品营养标签，需要先了解一些专业术语信息。

1. 营养标签

预包装食品标签上向消费者提供食品营养信息和特性的说明，包括营养成分表、营养声称和营养成分功能声称。营养标签是预包装食品标签的一部分。

2. 营养素

食物中具有特定生理作用，能维持机体生长、发育、活动、繁殖，以及正常代谢所需的物质，包括蛋白质、脂肪、碳水化合物、矿物质及维生素等。

3. 营养成分

食品中的营养素和除营养素以外的具有营养和（或）生理功能的其他食物成分。各营养成分的定义可参照《食品营养成分基本术语》GB/Z21922–2008。

4. 核心营养素

营养标签中的核心营养素包括蛋白质、脂肪、碳水化合物和钠。

5. 营养成分表

标有食品营养成分名称、含量和占营养素参考值百分比的规范性表格。

6. 营养素参考值（NRV）

专用于食品营养标签，用于比较食品营养成分含量的参考值。

7. 营养声称

对食品营养特性的描述和声明，如能量水平、蛋白质含量。营养声称包括含量声称和比较声称。

8. 含量声称

描述食品中能量或营养成分含量水平的声称。声称用语包括"含有""高""低"或"无"等。

9. 比较声称

与消费者熟知的同类食品的营养成分含量或能量值进行比较以后的声称。声称用语包括"增加"或"减少"等。

10. 营养成分功能声称

某营养成分可以维持人体正常生长、发育和正常生理功能等作用的声称。

11. 修约间隔

修约值的最小数值单位。

12. 食部

预包装食品净含量去除其中不可食用的部分后的剩余部分。

二、强制标示内容和可选择标示内容

一般来说，食品营养标签可以分为强制标示内容和可选择标示内容两大类。

（一）强制标示内容

1. 强制标示内容

所有预包装食品营养标签强制标示的内容包括能量、核心营养素的含量值及其占 NRV 的百分比。当标示其他成分时，应采取适当形式使能量和核心营养素的标示更加醒目。

2. 其他营养成分标示

对除能量和核心营养素外的其他营养成分进行营养声称或营养成分功能声称时，在营养成分表中还应标示出该营养成分的含量及其占 NRV 的百分比。

3. 使用营养强化剂的食品标示

使用了营养强化剂的预包装食品，除能量、核心营养素的含量值及其占 NRV 的百分比外，在营养成分表中还应标示强化后食品中该营养成分的含量值及其占 NRV 的百分比。上述未规定 NRV 的营养成分仅需标示含量。

4. 反式脂肪酸的标示

食品配料含有或生产过程中使用了氢化和（或）部分氢化油脂时，在营养成分表中还应标示出反式脂肪（酸）的含量。

（二）可选择标示内容

除上述强制标示内容外，营养成分表中还可选择标示一些其他成分。有一些营养成分可以进行含量声称和（或）比较声称和功能声称标准用语，这些声称用语要求不能随意删改、添加和合并。

在预包装食品的包装上可发现各种形式的营养标签，为了让读者有感官上的认识，下面有 6 个表格，都是营养标签的正确表达格式。

第一种只标注了能量和核心营养素的格式，包括能量、蛋白质、脂肪、碳水化合物、钠（表 3-1）。

表 3-1　第一种营养成分表

项目	每 100 克（g）或 100 毫升（mL）或每份	营养素参考值 % 或 NRV%
能量	千焦（kJ）	%
蛋白质	克（g）	%
脂肪	克（g）	%
碳水化合物	克（g）	%
钠	毫克（mg）	%

第二种是除了第一种的标注内容以外，还标注了更多营养成分，如饱和脂肪酸、糖、膳食纤维、维生素A、钙等（表3-2）。

表3-2 第二种营养成分表

项目	每100克（g）或100毫升（mL）或每份	营养素参考值%或NRV%
能量	千焦（kJ）	%
蛋白质	克（g）	%
脂肪	克（g）	%
——饱和脂肪酸	克（g）	
碳水化合物	克（g）	%
——糖	克（g）	
膳食纤维	克（g）	%
钠	毫克（mg）	%
维生素A	微克视黄醇当量（μgRE）	%
钙	毫克（mg）	%

第三种是附有外文的营养标签，一般标为nutrition information，主要内容是能量和核心营养素的格式，包括能量、蛋白质、脂肪、碳水化合物、钠（表3-3）。

表3-3 第三种营养成分表

项目/Items	每100克（g）或100毫升（mL）或每份 per 100g/100mL or per serving	营养素参考值%/NRV%
能量/Energy	千焦（kJ）	%
蛋白质/Protein	克（g）	%
脂肪/Fat	克（g）	%
碳水化合物/Carbohydrate	克（g）	%
钠/Sodium	毫克（mg）	%

第四种是横排形式的营养标签，主要内容是能量和核心营养素的格式，包括能量、蛋白质、脂肪、碳水化合物、钠（表3-4）。

表3-4　第四种营养成分表

项目	每100克（g）或100毫升(mL)或每份	营养素参考值%或NRV%	项目	每100克（g）或100毫升(mL)或每份	营养素参考值%或NRV%
能量	千焦（kJ）	%	蛋白质	克（g）	%
碳水化合物	克（g）	%	脂肪	克（g）	%
钠	毫克（mg）	%			

第五种是文字表达的形式，常见于包装的总面积小于100平方厘米的食品，主要内容是能量和核心营养素的格式，包括能量、蛋白质、脂肪、碳水化合物、钠。营养成分/100g：能量××kJ，蛋白质××g，脂肪××g，碳水化合物××g，钠××mg。

第六种是附有营养声称和（或）营养成分功能声称的格式，主要内容是能量和核心营养素的格式，包括能量、蛋白质、脂肪、碳水化合物、钠，并在下方备注了相关功能声称（表3-5）。

表3-5　第六种营养成分表

项目	每100克（g）或100毫升（mL）或每份	营养素参考值%或NRV%
能量	千焦（kJ）	%
蛋白质	克（g）	%
脂肪	克（g）	%
碳水化合物	克（g）	%
钠	毫克（mg）	%

注：营养声称，如低脂肪××。
营养成分功能声称，如每日膳食中脂肪提供的能量比例不宜超过总能量的30%。

第二节 各类食物营养标签的特点

日常生活中，各种食物的营养标签有不同的特点，消费者可以从中得到一定的食品成分和营养价值信息，下面介绍一些案例，便于我们理解。

一、主食类

有些预包装食品是可以作为主食的，例如速冻饺子、包子、汤圆等速冻食品，例如某一种品牌的速冻饺子，营养标签如下（表3-6）。我们可以发现，除了小麦粉、猪肉、韭菜等原料以外，还含有一些添加剂和各种调味品。在选择这些食物的时候，我们需要注意其"4+1"（蛋白质、脂肪、碳水化合物和钠）的指标，以及配料是否适合日常饮食习惯。

品名：××××水饺

配料：小麦粉，水，猪肉，韭菜，干贝，虾仁，鸡蛋，食用盐，味精，酿造酱油，食品添加剂（羟丙基淀粉，瓜尔胶，黄原胶，单甘油硬脂酸酯），植物油，白砂糖，鸡精调味料，鸡粉调味料，淀粉。

致敏原信息：含有鸡蛋、虾、大豆制品、花生、芝麻制品的水饺产品。

馅含量：≥50%

保质期：12个月

产品标准号：GB/T 23788

生产日期：见包装袋正面或封口处

贮存条件：在 −18℃以下温度保存

制造单位及产地：见包装袋上生产日期后字母代码注明

表 3-6　某速冻饺子营养成分表

项目	每 100 克（g）	营养素参考值 %
能量	935 千焦（kJ）	11%
蛋白质	8.9 克（g）	15%
脂肪	11.0 克（g）	18%
碳水化合物	22.1 克（g）	7%
钠	369 毫克（mg）	18%

二、点心类

表 3-7 是某品牌海苔饼干营养标签。通过阅读营养标签，可以发现饼干是一种高脂肪、高能量的食物，而且作为案例的这款饼干的钠含量也是相当高。

表 3-7　某海苔味饼干营养成分表

项目	每 100 克（g）	NRV%
能量	2269 千焦（kJ）	27%
蛋白质	5.8 克（g）	10%
脂肪	30.0 克（g）	50%
——反式脂肪酸	0 克（g）	
碳水化合物	62.4 克（g）	21%
钠	508 毫克（mg）	25%

三、腌制类食品

有一些食品我们日常摄入量比较少，例如腐乳、榨菜、咸菜、酱油、蛋黄酱、辣酱、花生酱，但是部分人可能会有长期摄入的习惯。而这些食品的特点与我们日常膳食中钠的摄入密切相关。以表 3-8 中的榨菜为例，我们可以发现这属于一种钠含量相当高的食品。如果长期摄入这样的食品，对于患有高血压、肾脏病、心脏病的人群会产生一定的不良影响。

表 3-8　某榨菜营养成分表

项目	每 100 克（g）或 100 毫升（mL）	营养素参考值 % 或 NRV%
能量	232 千焦（kJ）	3%
蛋白质	6.4 克（g）	11%
脂肪	3.2 克（g）	5%
碳水化合物	0 克（g）	0%
钠	5540 毫克（mg）	277%

四、坚果类

还有一种食品，在我们日常生活中占有一席之地，在很多人看来它们是相当健康的食品，这类食品就是坚果，例如瓜子、开心果、杏仁、核桃等。我们来看看它们的营养标签有什么特点吧。以表 3-9 中的食品为例，我们可以发现，坚果这一类食品，属于高热量、高脂肪的食品，有的产品为了增加口感，还会经过进一步的加工，变成高钠食品。因此，坚果虽好，也要控制摄入量。

表 3-9　某坚果营养成分表

项目	每 100 克（g）	营养素参考值 %
能量	2542 千焦（kJ）	30%
蛋白质	25.4 克（g）	42%
脂肪	47.1 克（g）	79%
碳水化合物	21.6 克（g）	7%
钠	1080 毫克（mg）	54%

五、奶类

牛奶及其奶制品是被推荐每天都要食用的，但是因为对于营养标签的认识不足，很多人都会"买错"和"吃错"。我们可以通过下面 3 个表格来了解牛奶、调味牛奶和乳饮料的区别。表 3-10 是纯牛奶，表 3-11 是调味牛奶，表

3-12 是乳饮料。我们可以发现，这三者配料存在明显的不同，且营养成分表中蛋白质这一项的含量也有明显不同。通过比较，3 种奶制品的营养价值可高下立判了。

表 3-10 某纯牛奶营养成分表

项目	每 100 毫升（mL）	NRV%
能量	264 千焦（kJ）	4%
蛋白质	2.9 克（g）	4%
脂肪	3.5 克（g）	5%
碳水化合物	5.0 克（g）	4%
钠	50 毫克（mg）	2%
钙	110 毫升（mg）	14%

表 3-11 某调味牛奶营养成分表

项目	每 100 毫升（mL）	NRV%
能量	321 千焦（kJ）	4%
蛋白质	2.3 克（g）	4%
脂肪	2.8 克（g）	5%
碳水化合物	10.5 克（g）	4%
钠	40 毫克（mg）	2%

表 3-12 某乳饮料营养成分表

项目	litems	每 100 克（g）或 100 毫升（mL）或每份	营养素参考值 % 或 NRV%
能量	/energy	226 千焦（kJ）	3%
蛋白质	/protein	1.1 克（g）	2%
脂肪	/fat	1.5 克（g）	3%

（续表）

项目	litems	每 100 克（g）或 100 毫升（mL）或每份	营养素参考值 % 或 NRV%
碳水化合物	/carbohydrate	8.9 克（g）	3%
钠	/sodium	100 毫克（mg）	5%
钙	/calcium	40 毫克（mg）	5%

六、果汁饮料类

　　还有一种食品，被认为是"健康"的饮料，我们可以通过食品标签来探索它是不是真的健康，这类食品就是果汁。纯果汁是指鲜榨的或者是 100% 的纯果汁。但是大多数果汁饮料的果汁添加量很少，反而添加了大量的糖，导致其不营养也不健康。近期，上海市疾病预防控制中心制定了《含糖饮料健康提示标识试点应用及效果评估实施方案》，包含了橙红绿三色警示标识（图 3-1）：

　　橙色标识是提示每日添加糖食用量应 < 25 克。

　　红色标识是提醒过多摄入添加糖可增加龋病和超重风险，建议不喝或者少喝含糖饮料。

　　绿色标识是指导市民如何看懂营养成分表，尤其注意饮料的含糖量。

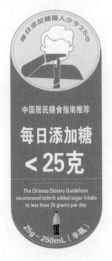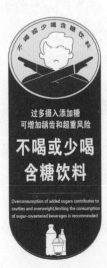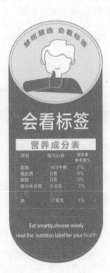

图 3-1　橙红绿三色警示标识

第三节　肥胖儿童青少年
如何根据营养标签挑选食物

　　市面上有琳琅满目的商品，对于我们胖孩子来说，选择合理健康的食物可谓是一个难题。最好选择新鲜烹饪的食物，但是如果需要去超市选购，我们该怎么选择食物呢，需要注意什么事项呢？

　　通过营养标签的内容，我们认识到其重要内容"4+1"分别是指核心营养素（蛋白质、脂肪、碳水化合物和钠）以及能量。核心营养素是与人体健康密切相关的，具有重要健康意义。如果缺乏，会导致营养不良，影响青少年生长发育，但是过量摄入的话会增加肥胖和相关慢性病的发生风险。除了学会看以上"4+1"以外，也要注意"NRV"这个指标，这是代表了这一种营养素占人体每天所需的该营养素含量的百分比。例如：如果标识蛋白质的 NRV 为 30%，说明这个食品对人体蛋白质贡献量为全天所需的 30%。

　　值得我们注意的是，孩子每天能量需要情况有时候与营养标注的参考标准不同，现行营养标签上的营养参考标准为能量 8400kJ，蛋白质 60g，脂肪 60g，碳水化合物 300g，钠 2000mg，相当于 60kg 的成年人的日需要量，而成分表中的 NRV 数据就是根据此标准计算得出的。

　　以下是一个简单快速地阅读食品营养标签的方法。

一、看生产日期、保质期

首先会看它的生产日期和保质期，尽量挑新鲜的买。

二、看名称类别

看食品类别，说明上要标明食品的类别，类别名称必须是国家许可的规范名称。

三、看配料表

1. 看原料排序

根据国家相关规定，配料表中所列各种原料基本上要按照由多到少的顺序排列，越靠前表明含量越高，这样可以轻松判定食品的性质。

2. 看原料分类

一般食品成分可分为：①食品配料；②食品添加剂。根据国家规定，食品添加剂必须全部列出，并且都会标注在同一个食品添加剂括号内（一般括号内的名称越少，表示该食品越趋于天然，品质一般越高）。注意看是否有你不想要的原料。

3. 看产品重量和含量

有些产品看起来可能便宜，甚至贴着"降价"标签，但如果按照产品重量来算，反而比其他同类产品昂贵。也可能一种产品用手掂量一下觉得挺重，但重量都来自包装，或者其中加的水、包的冰，结果真正能吃进去的部分可能没多少份量。

四、看营养成分

"4+1"：按照我国食品标签相关法规，2013 年 1 月 1 日后出厂的每一种产品都必须注明 5 个基本营养数据：①能量；②蛋白质含量；③脂肪含量；④碳水化合物含量；⑤钠的含量；以及这些含量占一日营养供应参考值（NRV）的比例。对肥胖儿童来说，选择食物要避开高脂肪、高添加糖类、高钠盐的食品，当然对于正常体重的儿童也要尽量避免选择，以预防超重和肥胖的发生。

五、看认证标志

一般认证标志有 QS 标志、有机食品标志、绿色食品标志，不同的标志代表不同的级别。

六、看产地说明

通过产地可了解该食品是否与声称的食品来源相同。

记住以上 6 个内容，购买食品时就能弄清食品真相，产品的优劣可以一目了然。

第四章

怎么做饭美味又营养

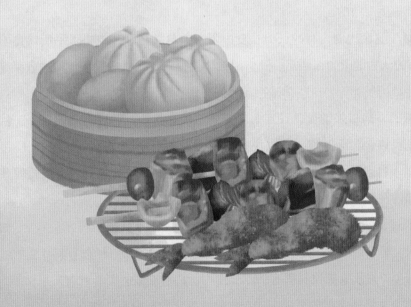

第一节 烹调方式对食物营养素的影响

在青少年的成长过程中，建立健康饮食的正确认知是至关重要的。就像拼乐高积木取决于选用的基础部分是否牢固，健康的童年决定了之后的成长和发展是否顺利。教会孩子们如何"吃"，其实也是教育的一部分。从心理学的角度上来说，孩子其实是独立的个体，我们不能总想着替他们做饭做菜、喂他们吃遍各种健康的东西，而是应该教会他们，何为健康？授人以鱼不如授人以渔，教会孩子们什么是营养学、如何合理烹调，会影响他们一生的饮食选择。或者说，这不是简单的一个选择，而是一种习惯。在日常食材选择和烹调过程中，培养他们良好的饮食习惯能够帮助降低以后发生肥胖或糖尿病等疾病的风险，是对其一生有益的。

对于健康饮食，有的认为饮食中蛋白质越高越好，忽略了平衡饮食的重要性；有的认为健康的东西需要严格地控油控糖，减肥只能吃清淡的水煮菜，减肥一定会经历反弹等。这些都是很常见的担忧和误区。

减肥，简单来说就是设定并保持一定的能量差，即可有好的效果。俗话说得好：民以食为天。吃，可以说是所有人要经营一辈子的事业，我们应将健康饮食融入自己的生活，让好"习惯"成为自然。习惯的养成固然重要但并非容易，如何在健康饮食的同时又能保持进食的愉悦感和幸福感呢？

通过不同的烹调方式烹饪食物会有不同的效果，我国烹调方式多元，如煮、烧、汆、熘、焖、蒸、炖、扒、炒、烤、煎和炸等，每一种都有其存在的道理，但是否可以真正发挥食材固有的营养作用，打造健康的菜肴就有待可循了。

现今生活中常见的烹调方式对食物营养素的影响归纳如下。

一、蒸

"蒸"是利用水蒸气对食物进行加热，食物中营养素破坏不多。水蒸气的渗透压较强，原料更易成熟，因此更有利于人体的消化吸收。

二、煮

"煮"会使水溶性的维生素及钙、磷等无机盐溶于水中，对糖类及蛋白质也起到了部分水解的作用，如果将煮制用水丢弃，食物的营养价值会大打折扣。

三、炒

"炒"要控制火候，过高的温度会破坏蔬菜的维生素等营养成分。如长时间爆炒会导致维生素 C 大量流失，但油炒有利于类胡萝卜素等脂溶性物质的吸收利用。炒菜过程中佐料的使用量也会影响食品的营养，盐加得过多，就会造成食物水分的流失，或使与其相对应的微量元素减少。

四、油炸

"油炸"需要大量的油、很高的温度及较长的时间，使食物脂肪含量大增，也使油脂损失大量的必需脂肪酸。同时对食品中的维生素破坏相当严重，维生素 C 几乎全部丢失，维生素 B_2 和烟酸等也大量损失。脂肪、蛋白质、淀粉会因氧化、分解、聚合、相互作用而产生有毒有害的物质，如杂环胺、丙烯酰胺等。

五、烧烤

"烧烤"会导致食物大量的维生素流失，同时脂肪和蛋白质也会遭到破坏，在烧烤过程中会产生多种致癌物质，如硫氧化物、一氧化碳、氮氧化物和二噁英、3，4-苯并芘等致癌物，可能会导致基因突变，从而引发癌症。

总之，烹调对食物的营养价值具有双重性，经过合理的烹饪会提高食物的营养价值，同时还可以提高机体的消化能力，甚至部分食物还可以起到预防疾病的作用。例如，玉米经碳酸氢钠烹调处理后，使结合型烟酸转变成游离烟酸，可以有效地帮助人们预防癞皮病。

第二节 调味品的分类

调味品按其所含呈味成分，分为单味调味品和复合调味品两类。单味调味品主要有咸味、鲜味、酸味、甜味、香味、辣味和苦味。也就是日常生活中的各类调味品，包括油、盐、糖、酱油、辛香料、葱、姜、蒜等，种类繁多，不胜枚举。

复合调味品是在各种基础的味型中进行组合调配出来的，有些单味调味品也是复合味道，只是某种主味比较突出而已。常见的复合味型有酸甜味（番茄汁、糖醋汁、山楂酱等），甜咸味（甜面酱），鲜咸味（豆豉、鲜酱油、虾子酱油、虾油露等），香咸味（椒盐、糟卤、糟油等），辣咸味（豆瓣辣酱、辣酱油等），香辣味（咖喱粉、咖喱油等）等。在生活中，我们可以根据家庭和自己的喜好进行搭配组合。下面主要介绍常见的几种单味调味品。

一、油

说到烹饪，大家第一个想到的或许就是食用油。其实，油有许多存在形式，譬如植物油、黄油、猪油等。食用油的口感和色泽都很好，也是食物中能量的主要来源，许多脂溶性维生素也依靠它的存在才能溶解和吸收。1g 油的能量密度高达 39kJ，是三大能量营养素（另外两种为蛋白质和碳水化合物）中能量密度最高的一种，可以说是体内脂肪最喜欢的一种营养物质。为此，《中国居民膳食指南（2022）》建议成人每天摄入不超过 30g 烹调油，不同年龄段儿童的建议量不同，6~17 岁在 20~30g/d。然而，在 2020 年《中国居民营养与慢性病状况报告》中显示，我国 6~11 岁、12~17 岁、18~59 岁居民每天的食用油摄入量分别为 33.2g、40g、42.7g，均超标准。实际上，一定程度上脂肪会被人体储存在肝脏和其他内脏，以为将来可能遇到的饥饿做储备，但是久而久之过量的摄入便增加了脂肪肝和肥胖的发生风险。血液中过量的脂肪酸会造成血脂异常、血管堵塞、动脉粥样硬化等心血管疾病的风险增加。此外，过多的脂肪负荷还会影响正常细胞的血糖吸收能力，持续的高血脂和高血糖环境使胰岛处于持续高压状态，导致糖尿病的发生风险增加。因此，控制食用油的摄入是最直接降低能量摄入，预防和治疗肥胖发生的方法之一。

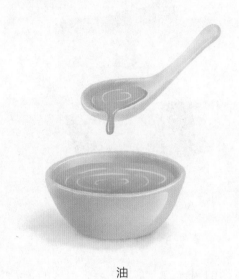

油

二、盐

钠作为机体不可或缺的金属元素之一，日常来源于食用盐的主要成分氯化钠。生活中，我们常常用盐调味使菜肴的味道更加"下饭"。事实上，"下饭"不仅可能让你的食欲大开而吃得太多，无形中摄入的过多盐分对身体也有可能造成不良影响。许多证据表明，高血压与盐的过量摄入直接有关，还包括动脉硬化、心肌梗死等各种原因的心血管疾病。《中国居民膳食指南（2022）》建议成人每天摄入盐含量在 5g 以下，儿童青少年则根据年龄段的不同有不同的推荐量。在 2020 年《中国居民营养与慢性病状况报告》中显示，我国 6~11 岁、12~17 岁、18~59 岁居民每天的食用油摄入量分别为 7.8g、9.0g、9.0g，均超标准。不良的饮食习惯正在侵蚀着大家的心血管健康。最可怕的是，除了烹调时额外加入的盐，生活中还有许多我们看不到的盐，譬如薯片、面包、火锅、披萨、火腿、咸菜、咸蛋、腊肉等。当然酱油、蚝油等日常可见的调味品中也有盐。所以我们在注意烹调用盐的同时，还应关注并减少那些含盐丰富的加工食品。

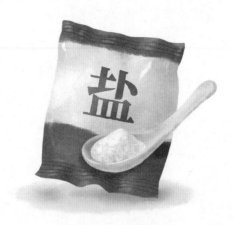

三、糖

糖也是一种最常用的调味品，尤其在南方地区的菜肴中，会非常依赖糖的使用，如红烧肉、糖醋鱼等典型料理，甜食和含糖饮料更是含有大量的添加糖。其实，很多食谱中的糖都存在过量的现象，摄取过量的糖会令血糖快速上升，同时也会导致身体储存多余的能量及脂肪，久而久之便导致肥胖、脂肪肝、高血脂、高血压等一系列复杂的慢性疾病。况且，添加糖几乎不含对人体有益的元素与营养物质，过量摄入会使人产生饱腹感，由此影响蛋白质、维生素和膳食纤维摄入量，导致营养不平衡、骨骼发育不全等不良影响。不断升高的儿童肥胖率与过量的油、盐、糖的摄入有着密不可分的关系，严重影响我国青少年的身心健康。在《中国居民膳食指南（2022）》中，添加糖的用量被明确限制在每天不超过50g，最好限制在25g以内。控制添加糖最直观简便的方法就是用量勺计量，和其他调味品一起做到心中有数，做菜的时候也可以让孩子共同参与，从而有助于他们建立更全面的认知。

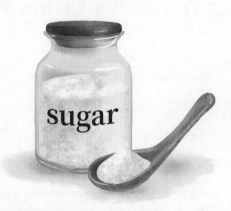

四、辛香料和葱姜蒜

　　辛香料一般是用一些干的植物的种子、果实、根或树皮做成的调味料，具有一些典型的芳香或辛香风味，如胡椒、茴香、丁香、辣椒等。它们主要是为食物增加香味。虽然这一类辛香料并不额外提供营养和能量，但是可以在无形之中为食物口味提供丰富的层次，同时这些食材有利于减少油、盐、糖的使用，减少额外的能量摄入，并使食物保持相对清淡的口味。除了传统的中式调味料，还有姜黄、肉桂、罗勒、迷迭香等偏西式的香料，合理利用各种调味品不仅能拓展厨艺，还可以通过尝试不同的料理和食材，使膳食更加丰富有趣。

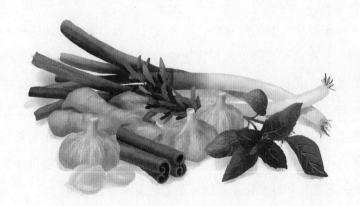

第三节 健康烹调注意事项

在各大菜系和烹调方式中，调味品都是不可或缺的一部分，运用巧妙可起到画龙点睛的作用，为菜品注入灵魂。但是，并不是所有人都能正确使用调味品，最常见的使用误区就是过分依靠味精，滥用盐和酱油等调味剂。尤其在营养学的角度上，它们对健康的影响是以小见大的。

调味品作为一日三餐不可缺少之物，在菜肴加工中起着举足轻重的作用，同时也与人体营养健康息息相关。如食盐是人体无机盐的主要来源；味精含有谷氨酸钠成分；醋可软化植物纤维，有利于糖、磷、钙的吸收，同时可保护维生素 C；葱、姜、蒜有抗菌消炎的作用。如果调味品使用得当，菜肴不仅味美增进食欲，还能促进胃肠吸收各种营养物质，起到防病治疾的作用。反之，则会有害健康。

一、调味品与健康

（一）食盐与健康

食盐与高血压、心脏病、肾脏病，以及原因不明的水肿都有直接关系，并且呈剂量–效应关系。中国营养学会指出，成人每天膳食中盐的摄入量应不超过 5g。所以，一方面要大幅度减少食物中的盐摄入量；另一方面要注意盐的使用时间。盐的主要成分是氯化钠，氯化钠会使蛋白质发生脱水和凝固。在烹调肉食时，如果过早地把盐放入鲜肉或鱼里，这样就会使蛋白质随之发生脱水，不容易煮熟烧透，吃起来味道也差。正确的方法是在鱼或肉基本上熟烂时放盐。此外，很多食物中隐形盐含量往往超出我们的想象，我们必须要科学合理搭配选择原辅料，定量化和标准化才能保证菜品质量及人体健康。

（二）味精与健康

味精的主要成分为谷氨酸钠，遇热分解会产生变异物质。食用味精过多，超过机体的代谢能力时，还会导致血液中谷氨酸含量过高，阻碍人体对钙、镁、铜等必需矿物质的吸收。因此，应掌握好味精的用量，并不是多多益善。幼儿和正在哺乳期的母亲应禁食或少量食用味精。用高汤烹制的菜肴，不必使用味精。对炖、烧、煮、熬、蒸的菜，不宜过早放味精，如有需要，可在快出锅时放入。

（三）酱油与健康

酱油是以豆饼、麸皮、黄豆等作为原料，通过接种发酵，再经消毒制作成的一种含有多种营养成分的调味品，尤其含有丰富的氨基酸。按理论，酱油可直接食用，但因酱油在生产、贮存、运输、销售的过程中，特别是散装的零销酱油，常因卫生条件不良而受污染，甚至有肠道传染病的致病菌，所以不建议生食酱油。对于喜欢在面条、水饺、豆腐及凉拌菜中加入酱油的人来说，更要注意这一点，要预防嗜盐菌引起的食物中毒。从预防疾病的角度来说，吃酱油尽量熟吃，不生吃。

（四）食醋与健康

食醋主要分为谷物醋和果醋，含有多种天然生物活性物质，如多酚类、川芎嗪和黄酮类等化学成分。绿叶蔬菜加放一定量的食醋可起到保护维生素和软化纤维素的作用。在加工烹调动物性烹饪原料时，加放食醋可以软化肌肉纤维，促进蛋白质变性和食物软化，利于消化。醋不仅有调味作用，还可解除食物的腥味。

（五）糖与健康

吃糖可增加能量，但多食会引起食欲减退、消化不良，尤其长期喜食甜食，会对健康不利，增加肥胖、糖尿病等慢性疾病的发生风险。

（六）香辛料与健康

生活中常用的香辛料，有辣椒、胡椒、花椒、茴香、八角、香菜、葱、姜、蒜等。绝大多数香辛料含有挥发性物质，正常使用量内不但对人体功能无损害，而且可以促进机体功能。如姜含有姜醇、姜烯、姜辣素等功能性成分，可用于风寒感冒、咳嗽多痰、胃寒呕吐等症；葱、大蒜具有杀菌的作用，还可以增进食欲。

复合型调味品是当前调味品发展的主要趋势，特点是健康、营养、方便。通常情况下，复合调味品会将咸味料当作呈味基础，借助添加各种辅料，并且还需要进行调香和调色处理。使用时需要了解其成分和含量，有助于合理选择。

二、健康烹调注意事项

（一）沸水焯料，勾芡收汁

在焯煮时，待水沸腾迅速将食材放入水中，开大火，当水再次沸腾时立即捞出。在原料出水后，不要挤去汁水，否则会使水溶性维生素大量流失。对于某些含有草酸较多的蔬菜（比如菠菜、苋菜等），用沸水焯一下是更加有必要的。焯水可以除去食物中较多的草酸，降低机体形成结石的概率，有利于钙、铁在体内的吸收。勾芡收汁可使汤汁浓稠并与菜肴充分地融合，这样可以避免营养素的流失。

（二）低温烹饪，旺火急炒

高温加热可以使油脂中维生素 A 被破坏，同时脂肪被氧化，其中的必需脂肪酸也遭到破坏，因此，炒菜时油温不宜太高，以油锅冒烟为极限。各种副食原料通过旺火急炒的方法，可缩短菜肴的加热时间，进而降低原料中营养素的损失率。

（三）多蒸少炸，拌菜最好

蒸菜几乎是保留营养最全面、流失最少的一种烹调手法。在蒸菜时，食材要尽可能平铺，使蒸汽充分渗透。而炸的食物要求油温较高，对一切营养素均有不同程度的破坏。蒸菜出炉后，可做成热菜，也可做成凉调。在食品安全保证的情况下，可考虑选择凉拌。做拌菜，可以凉拌，也可以水煮或清蒸后进行热拌菜，可以加放食醋，以及葱、姜、蒜等，一方面可以杀菌、增味，另一方面可以起到保护营养素的作用，但要注意卫生的管理。

（四）先糖后盐，利用天然食物

应当先放糖后放盐，否则食盐的脱水作用会使蛋白质凝固而导致糖难以渗透，从而造成外甜里淡，大大影响了菜肴的味道。利用天然食物番茄、菠萝的酸甜味制成的酱汁，取代工业化深加工的番茄酱、糖醋汁，可达到减盐、减糖，甚至减油之目的。

（五）减少油量，出锅放醋

建议用合格的不粘炊具炒菜，可以减少食用油的用量。同时油温不宜过高，尽量减少对食物中营养成分的破坏。蔬菜炒好即将出锅时，适当放入一些醋，能减少食物中维生素被破坏。烹调动物原料类食物时，也可以先放一点儿醋，能使食物中的钙被醋溶解得多一些，以便有利于钙在肠道内被人体充分吸收和利用。

（六）导热物质，水煎为主

水煎与油煎是两种不同的煎炸方式。水煎较油煎更能锁住营养成分，不易造成维生素及抗氧化物质的无形流失。

（七）食物烤制，宜烤箱忌明火

烤箱的温度不宜过高，如包有锡纸的食材，烤箱温度则应保持在100℃左右，有利于食物受热均匀，营养留存，也不易产生有害物质。明火烤制，使食材过分与明火接触，烤制温度很难把控，一旦局部烤制温度超过200℃，便会产生类似多环芳烃的致癌物质。

三、烹调小技巧

（1）学会使用量勺和量杯 定量使用调味品，养成计量的敏感性和习惯。

（2）正确使用各种辛香料 如：胡椒、茴香、丁香、辣椒、姜黄、肉桂、罗勒、迷迭香等，代替油、盐、糖提供丰富的味觉盛宴，提高风味和做菜的乐趣。

（3）选择更天然的原料代替人工合成的高油高糖产品 如用番茄代替番茄酱、用牛奶代替奶油。

（4）使用合适的烹饪方式 尽量选择蒸和煮来保留食物风味并控制油量，避免油炸和煎制类用油量高的烹饪方式。

（5）灵活使用各种烹饪用具以减少食用油的添加 譬如平底锅、空气炸锅、不粘锅等，可以做到用最少的油做最高级的料理，而不降低其口感。

第五章

怎么给孩子挑选零食

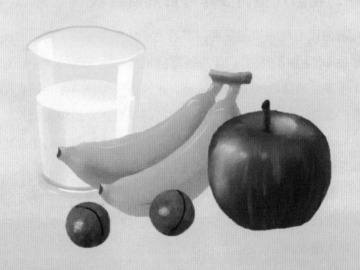

第一节　零食的消费现状及各类零食介绍

零食，指非正餐时间摄入，用于补充能量、平衡营养或增加水分，能够放松休闲、愉悦心情的食物。儿童青少年处于快速生长发育的关键时期，合理营养必不可少。引导儿童青少年正确选择零食，一方面可以保证其膳食营养摄入充足，营养搭配全面均衡；另一方面，可以帮助引导儿童青少年养成良好膳食习惯，树立正确的营养观念，对他们一生的健康产生积极影响。因此，应重视儿童青少年零食的选择。

一、我国儿童青少年零食消费现状

随着国民经济的快速发展，市场上零食种类不断丰富，国民对休闲零食的消费意愿和能力不断提升。学生是零食消费的主要群体，一项对我国城市高年级小学生零食消费状况的调查显示，我国小学生普遍存在进食零食的习惯。对于零食的选择，学生们在家及学校选择的零食通常是较为健康的，如选择新鲜果蔬、奶及奶制品、谷类等食物。但是，在家庭及学校的场合之外，学生们多会选择含糖饮料、膨化食品和各种甜品等食物。

对中国中西部农村中小学生中的零食消费情况调查显示，学生们零食选择的前3位依次是蔬菜和水果，饼干和面包，膨化食品。对于一些家庭照料少的学生，每天摄入≥1次零食的可能性更高。

综合来看，我国无论城市还是农村，儿童青少年零食消费现象都较为普遍，并且存在许多零食选择不合理的问题。家长是否监管是影响孩子的零食消费次数的因素之一。

二、常见的不同种类零食及营养价值

所谓零食，通常来说就是在非正餐时间食用的各种少量的固体食物或者液体。也就是说，无论是苹果还是猪肉脯，或是酸奶、可乐，都是零食。不同类型的零食有不同的营养价值，家长在选择零食时，根据整餐摄入的食物和零食的营养特征合理选择搭配才能有利于儿童青少年的身体健康。

生活中，我们常见的零食有水果、油炸食品、饮料、奶类、坚果、肉类、豆制品、饼干、蛋糕、糖果等。其中，新鲜水果、奶类和坚果是我国居民平衡膳食的重要组成部分，但我国居民水果、奶类、坚果的摄入量都显著低于推荐量，因此，家长们可将水果、奶类和坚果作为孩子零食的首选（表5-1）。

表5-1 "可经常食用、适当食用、限制食用"的三个级别

食用频率分类	具体要求	零食举例
可经常食用	可以摄入，每天不超过1份	新鲜水果、酸奶、牛奶、奶酪、茶叶蛋、白煮蛋、玉米段、全麦面包、自制八宝粥、豆花、果冻、卤汁豆腐干、原味坚果类
适当使用	控制摄入，每周不超过1次，每次不超过1份	饼干、蜜饯类、冰淇淋、牛肉干（原味）、红薯干、高能量水果类
限制食用	尽可能不吃	黄油、炼乳、炸薯片、炸薯条、奶油、巧克力、糖果、曲奇饼干、汉堡、热狗、炸鸡、干脆面

注：1份指水果中等大小1个、酸奶或牛奶1杯、白煮蛋1个、饼干1小包等，为251~418kJ。

1. 新鲜水果

新鲜水果的可食用部分的主要成分是水、碳水化合物、维生素和矿物质，还含有丰富的植物化学物。水果可以不经烹调直接食用，具有良好的感官性状，是补充水分、膳食纤维，增进食欲，补充维生素的良好选择。此外，大多数水果能量较低，肥胖儿童同样可适量食用，但不宜过量。

2. 奶类及奶制品

奶类及奶制品富含优质蛋白质，易于被人体消化吸收，且奶类能提供丰富的钙和多种维生素及矿物质，富含人体所需的脂肪酸。牛奶可经发酵和其他加工制成酸奶、奶酪等，对于乳糖不耐受的人群，可选择原味酸奶、奶酪等作为优质蛋白质和钙的膳食补充。

3. 坚果

坚果富含不饱和脂肪酸和植物性蛋白质，矿物质如钙、镁、钾，维生素 E 和 B 族维生素的含量也非常丰富，少量食用可以促进健康。

不同零食含有不同营养素，具体可见表 5-2~表 5-7。

表 5-2　富含蛋白质的零食

零食种类	举例
肉类	牛肉干、猪肉铺、酱牛肉、卤鸡翅、鸭翅、鸡腿等
蛋类	鸡蛋、鸭蛋、鹌鹑蛋
奶及奶制品	牛奶、酸奶、奶酪、奶片
豆类及豆制品	豆腐干、卤豆皮、兰花豆、青豆、黄豆
坚果类	腰果、扁桃仁、葵花籽、花生
海鲜及其制品	鱿鱼丝、虾米、烤鱼干
菌藻类	海苔

表 5-3　富含维生素 A 的零食

零食种类	举例
水果	柑橘、芒果、杏、木瓜、哈密瓜、枇杷
蔬菜	胡萝卜、番茄、南瓜
蛋类	鸡蛋、鸭蛋、鹌鹑蛋
奶及奶制品类	鲜牛奶、酸奶、奶酪
谷薯类	红心甘薯

表 5-4　富含维生素 C 的零食和蔬菜

零食种类	举例
水果	红枣、猕猴桃、柑橘、柠檬、番石榴、草莓、刺梨
蔬菜	番茄、芹菜、西兰花、青菜、包菜

表 5-5　富含钙的零食

零食种类	举例
奶及奶制品	牛奶、酸奶、奶酪、奶片
坚果类	芝麻、杏仁、核桃、松子、花生、腰果、榛子、开心果
豆制品	豆腐干、豆腐皮，非油炸的黄豆、青豆、蚕豆

表 5-6　富含锌的零食

零食种类	举例
海鲜	大虾、鱿鱼丝、贝类、烤鱼排
奶制品	奶酪
肉禽类	猪肉脯、牛肉干、鸡翅、鸭脯、猪肝
坚果类	松子、杏仁、核桃、腰果、榛子
蛋类	蛋黄
豆类及豆制品	黑豆、黄豆、豆腐丝

表 5-7　富含膳食纤维的零食

零食种类	举例
水果	苹果、梨、柑橘、枣、猕猴桃
坚果类	核桃、花生、杏仁、榛子、葵花籽
谷薯类	小米、糙米、燕麦、红薯、芋头、马铃薯、玉米
豆类及豆制品	黄豆、黑豆、豆腐干
菌藻类	海苔

三、儿童零食通用要求

近年来，儿童零食受到越来越多家长重视。面对诸多儿童零食市场乱象，让零食吃得安心、吃得健康等需求，推动了儿童零食标准的出台。2020 年，中国副食流通协会等联合发布了《儿童零食通用要求》。此新规适用于 3~12 岁儿童食用的各类零食产品，综合考量了儿童生长发育特征、营养需求、习惯养成的需求等，对儿童零食的原料要求、感官、营养成分、理化指标、污染物指标、真菌毒素指标、微生物指标、食品添加剂、标签和包装等作出了明确规定。其中几点值得我们特别关注。

（1）不能使用经辐照或微波处理的原料。

（2）儿童零食不能含有反式脂肪酸。

（3）产品中应少添加食盐、油脂和食糖。

（4）食品添加剂的使用参照 GB 2760 对婴幼儿辅助食品的相关规定，不允许使用防腐剂、人工色素、甜味剂。

（5）儿童零食应符合儿童产品特性，不能崩牙。

（6）强制标出过敏原。

（7）产品包装设计应考虑对儿童的安全性。

第二节 零食选择常见问题及指导

一、零食选择不当的健康风险

零食作为儿童青少年日常饮食中重要的一环,与他们的身体健康息息相关。合理选择零食有助于儿童青少年的正常生长发育和良好饮食习惯的养成,而零食选择不当将带来诸多健康风险。

(一)摄入不足,难以保证营养

儿童青少年处在快速生长发育阶段,需要充足的能量、蛋白质和其他营养素供给生长所需,尤其对于学龄前儿童而言,咀嚼、吞咽功能不完善,胃容量较小,每次进食量较少,需要除三餐外额外增加零食作为点心,以补充正餐摄入不足,达到推荐的膳食摄入量。对于6~12岁学龄期儿童,虽饮食模式逐步由"三餐两点"至"一日三餐"转化,但在学校学习的过程中,上午后半段易饥饿,导致乏力、注意力不集中等情况,在注意早餐进食充足的基础上,仍可多一顿零食加餐,补充摄入不足。

(二)贪食重口味,养成不良零食习惯

早、中、晚三餐是规律饮食的重要组成部分,零食是对三餐的补充。现在市场上零食种类繁多,许多零食因口味佳、口感好、包装美观等吸引着儿童青少年选购。儿童青少年时期是一生中生活习惯养成和饮食偏好形成的重要时期,家长及老师应加以引导,避免过多的零食摄入挤占正餐摄入量,避免孩子养成对高油、高盐、高糖食物的偏好,应培养孩子规律三餐,少吃或不吃高盐、高糖、高脂肪食物的良好习惯。

（三）诱发肥胖和相关疾病

许多零食有较高脂肪、糖分和盐，如油炸食品、膨化食品、含糖饮料、糖果巧克力、甜品等都深受儿童青少年喜爱，但过量食用会导致能量摄入过高，增加肥胖的风险，进而引发糖尿病、心血管疾病等相关代谢性疾病。儿童青少年处于身体发育的关键时期，不合理的零食选择也影响其性发育和成熟，过多食用零食引发肥胖可引起性早熟的发生。

（四）龋病、牙列不齐等口腔问题

儿童青少年阶段同时也是牙齿生长发育的关键时期。若儿童青少年高糖含量零食摄入过多，清洁不及时，易引起龋病、牙龈炎等疾病。食用带壳的坚果等过硬的食物，也可能造成牙列不齐甚至牙齿损坏的情况。此外，换牙期儿童需补充足量的钙增加牙齿的硬度和韧性，应优选牛奶、豆制品等零食，会对牙齿的钙化和发育提供帮助。

二、不同年龄阶段儿童零食选择指导

根据《中国儿童青少年零食指南（2018）》推荐，我们把儿童青少年分为 3 个阶段，不同阶段儿童青少年生长发育特点不同，推荐摄入的零食也各不相同。

（一）2~5 岁儿童零食选择指导

2~5 岁为学龄前期，这是儿童生长发育的关键阶段，平均每年身高增高5cm，体重增重 2kg；但此阶段儿童咀嚼、消化能力仍较弱，其食物的加工烹调与成人有一定差异。同时，此阶段随着儿童脑组织进一步发育完善，使得儿童生活能力、学习能力进一步增强，是培养良好行为习惯的重要时期。

这一阶段的儿童代谢旺盛，活动量大，因此需要保证充足的能量摄入，适合"三餐两点"的进食模式，即每日应安排早、中、晚 3 次正餐，在此基础上增加至少 2 次加餐。加餐属于零食范畴，应选择新鲜、易消化、少油少盐少糖的食品，避免油炸食品、膨化食品、添加刺激性调味品的食品等。学龄前儿童模仿能力很强，家长和老师应以身作则，养成良好饮食习惯，树立健康饮食的榜样，引导其选择新鲜、多样、易消化的健康零食，避免挑食、偏食。此外，应关注该阶段儿童的进食安全，避免食物呛入气管，避免尖锐食物刺伤口腔、食管等。

学龄前儿童《中国儿童青少年零食指南（2018）》核心推荐为以下 7 点。

1. 吃好正餐，适量加餐，少量零食

日常饮食应以正餐为主，在早餐、午餐与晚餐之间添加两次加餐，加餐与正餐间隔最好 1.5~2.0 小时，量不应过多，不超过每日总能量摄入 10%，不影响正餐进食。

2. 零食优选水果、奶类和坚果

此类食物是平衡膳食的重要组成部分，适量的进食可作为正餐营养需求的补充。

3. 少吃高盐、高糖、高脂肪零食

儿童长期选择高盐、高糖、高脂肪零食可增加龋病、肥胖和相关疾病发生的风险，易形成不良饮食偏好。

4. 不喝或少喝含糖饮料

含糖饮料的能量、糖含量均较高，过度摄入可引起肥胖，儿童应减少此类饮料摄入，多喝白开水，养成良好饮水习惯。

5. 零食应新鲜、多样、易消化、营养卫生

学龄前儿童消化能力较弱，免疫力较弱，应着重注意饮食的卫生状况，优选新鲜、易于消化的食物。

6. 安静进食，谨防呛堵

学龄前儿童好奇心强，活泼好动，应避免儿童在进食时玩耍、哭闹，以免食物呛咳造成窒息。

7. 保持口腔清洁，睡前不吃零食

应从小养成良好的口腔卫生习惯，进食后及时漱口刷牙，睡前 1 小时内不吃甜食。

（二）6~12 岁儿童零食选择指导

6~12 岁为学龄期，此阶段儿童的体格发育进入相对平稳的阶段。此外，学龄期是儿童牙齿更换的重要时期，需要及时补充蛋白质、钙等营养成分保证牙齿的发育，并且需要锻炼儿童咀嚼功能，养成良好的口腔清洁习惯。这一阶段是儿童学习知识、接触社会的重要阶段，运动能力、自主性、独立性进一步增强，需要充足的营养保证其学习、运动的能量消耗。此阶段儿童的饮食模式逐渐从学龄前期的"三餐两点"向相对固定的"一日三餐"过渡，同时增加正餐摄入量，减少零食摄入。这个过程需要家长和老师逐步引导，逐步转变饮食模式，培养正确健康的进食习惯。

学龄期儿童《中国儿童青少年零食指南（2018）》核心推荐为以下 6 点。

1. 正餐为主，早餐合理，零食少量

6~12 岁儿童已进入小学阶段的学习，有一定的营养知识接受能力，是培养正确饮食观的重要时期，应吃好三餐，少吃零食。早餐尤其值得注意，应保证每天吃早餐，且要吃饱、吃好。

2. 课间适量加餐，优选水果、奶类和坚果

上午后半段，许多儿童会出饥饿、精神不集中等现象，除保证早餐摄入外，可在课间增加一顿零食。新鲜水果、奶类、坚果仍是此阶段儿童青少年的首选。

3. 少吃高盐、高糖、高脂肪零食

长期使用高盐、高糖、高脂肪零食会引起儿童肥胖及相关代谢疾病，高糖零食是龋病危险因素。学龄期儿童应选择低脂、低盐、低糖零食，一方面可减少肥胖的发生风险；另一方面有助于养成清淡饮食的习惯，有益于良好生活习惯的养成和成年期的健康。

4. 不喝或少喝含糖饮料

家长和老师应鼓励学龄期儿童多饮用白开水，避免含糖饮料。此外，酒精饮料会损害儿童组织器官，咖啡因饮料可影响儿童大脑发育及引起精神亢奋，也应避免。

5. 零食新鲜，营养卫生

新鲜的食物有其固有的营养成分，但在加工过程中可造成某些营养素的损失，或添加了不利于健康的成分，因此优选新鲜的食物。家长和老师也应教育儿童购买正规厂商生产的零食，并学习营养标签的相关知识，合理选择零食。

6. 保持口腔清洁，睡前不吃零食

学龄期是儿童恒牙发育的关键时期，应注意口腔卫生，淀粉含量高的食物容易在牙齿上和口腔残留，应及时清理。另外，睡前 1 小时食用零食不利于口腔清洁，也不应食用零食。

（三）13~17 岁青少年零食选择指导

13~17 岁为青春期，此阶段为人体生长发育的第二个高峰期。青春期是儿童向成人过渡的重要时期，但生理发育和心理发育还不够完善，合理的营养摄入和正确的饮食习惯对他们尤为重要。青春期少年生长发育旺盛，身体活动强度大，学习压力大，能量需求高于成人，应保证三餐吃饱吃好的同时增加餐间零食。同时，青少年对膳食中蛋白质、钙、锌、铁等营养素的需求较大，选择食品时也应关注这些营养素的合理搭配。青少年阶段是饮食习惯形成的关键时期，也是学习能力飞速提升的时期，情绪波动较大，对各种不良诱惑的抵抗差，容易受到同伴和公众人物的影响。家长和老师应关注其心理健康和生活习惯的养成，教育、引导他们养成正确的健康观念和消费意识，为成年期的身体健康打下坚实基础。

青春期阶段《中国儿童青少年零食指南（2018）》核心推荐为以下 6 点。

1. 吃好三餐，避免零食替代

早、中、晚三餐是规律饮食的重要组成，对于青少年非常重要。家长和老师应根据青少年的生长发育特点，保证平衡膳食，保证充足的能量摄入。青少年活动强度大，学习压力大，可适量给予零食作为正餐的补充，但总量不应过多，不应超过每天总能量的 10%，每天吃零食的次数不超过 3 次。此外，零食不能代替正餐，以免造成营养不平衡、代谢紊乱等问题。

2. 学习营养知识，合理选择零食，优选水果、奶类和坚果

对于青少年来说，新鲜水果可以提供丰富的膳食纤维和植物化学物，以及维生素C；奶类可提供优质蛋白质、脂肪酸和钙；坚果富含脂肪、蛋白质、矿物质等，是理想的零食。

3. 少吃高盐、高糖、高脂肪及烟熏油炸零食

许多零食含有较高的盐、糖和脂肪，这些零食普遍具有良好口味，如果不加限制，可能摄入过量，引发肥胖。烟熏、烧烤等食品虽然深受青少年的欢迎，但含有苯并芘等有害物质，应尽量避免。

4. 不喝或少喝含糖饮料，不饮酒

水对调节体温、维持血容量、调节代谢具有重要意义，应保证足量饮水。但含糖饮料可导致能量摄入过多，导致肥胖和相关疾病发生，含酒精的饮料也会对青少年心、脑、肾等器官造成损害，同时造成神经系统兴奋，应该避免。

5. 零食新鲜，营养卫生

选择天然新鲜的食物可以保证食物固有的营养成分不受破坏，且避免摄入过多的盐、糖、脂肪。食品卫生和安全同样是此阶段青少年应注意的问题，避免引起健康损伤。

6. 保持口腔清洁，睡前不吃零食

青少年不仅要学习科学文化知识，也要学习卫生健康知识，培养良好的卫生习惯，早晚刷牙、饭后漱口，进食零食后漱口，睡前1小时内不吃零食，避免龋病的发生。

第三节　肥胖儿童青少年零食选择建议

随着膳食结构和生活方式的转变，我国肥胖儿童的比例在逐年上升，目前儿童青少年的肥胖、超重率约 16%。肥胖严重影响儿童的身心健康，易并发脂肪肝、糖尿病及心血管疾病等，儿童期肥胖与成年期慢性疾病的发生密切相关。

零食作为儿童青少年重要的膳食组成部分，也直接影响孩子们的肥胖与慢性疾病的发生发展。已有多项研究表明，食用零食的频率、种类等都与儿童肥胖密切相关。

一、控制适宜的零食频率

过高的零食摄入频率会导致零食摄入量的增高，同时影响正餐进食。美国健康和营养体检调查结果显示，1~5 岁儿童平均每天吃 2~3 次零食，体重正常的儿童吃零食的次数少于超重或肥胖儿童，对于 2 岁以下的幼儿，超过推荐零食频率的幼儿超重或肥胖的概率更大，每天摄入的零食量更多。肥胖儿童青少年零食摄入不宜超过推荐摄入频率，2~5 岁儿童推荐在早餐与午餐、午餐与晚餐间各给一次零食；6~12 岁儿童可每天增加一次课间餐，13~17 岁青少年保证三餐摄入，少吃零食。

二、避免摄入过量的零食

零食常因其美味的口感和诱人的外观吸引着儿童不断进食，现在许多零食的精美广告和包装更是诱惑孩子购买。但过多的零食摄入必然引起过多的能量摄入，进而引发肥胖。按照营养均衡的原则，零食所提供的能量不能超过每天总能量摄入的 10%，零食摄入不宜过多，仅作为正餐的补充，而不能代替正餐。对于学龄前期和学龄期的肥胖儿童来说，每天可少量进食零食，而对于肥胖的青春期少年，零食可以少吃甚至不吃，以控制能量摄入。

三、选择适宜的零食种类

对于肥胖儿童青少年来说，应合理挑选零食，避免高能量、高油、高盐、高糖的零食摄入。对于肥胖儿童，较为适宜的零食包括新鲜水果、坚果、奶制品等。这些零食一方面口感、风味俱佳，较容易被孩子接受；另一方面，这些零食是平衡膳食的重要组成部分，新鲜水果富含膳食纤维和维生素，坚果富含不饱和脂肪酸和植物性蛋白质，乳类富含优质蛋白质及钙、维生素 D，都能作为孩子正餐营养需求的必要补充。一般来说，新鲜水果、坚果及奶制品加工程度较低，但在选购时，仍需注意以下几点。

（1）避免反季水果，许多反季水果大都是在"催熟剂"作用下提早成熟，过多食用可能影响儿童性激素的分泌及正常的性成熟。

（2）水果一定要新鲜，防止细菌繁殖引起腹泻等。

（3）坚果优选原味，避免过多调味料摄入，食用时注意安全，避免呛咳。

（4）坚果注意保存，避免氧化，产生不良气味，带来食品安全问题。

（5）奶制品注意选择鲜牛奶、原味酸奶，避免"乳饮料""调味乳制品"等含糖量高而蛋白质比例低的饮料。

第六章

合理运动才能有健康体重

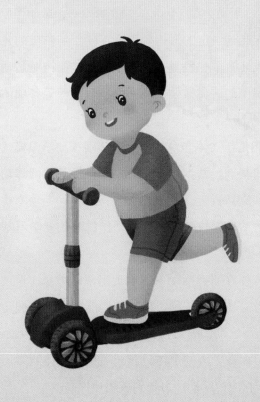

第一节 什么是合理运动

对于学龄前儿童来讲，饮食、运动和睡眠构成了每天 24 小时自然生活中的 3 个要素。除了睡眠时间，提倡儿童全天处于活跃状态，因为儿童的生长发育、动作和认知发展、骨骼健康、心肺健康、探索社交等都离不开各种形式的运动。进入学龄期和青少年时期，运动的好处依然在延续。这个时期课业负担逐渐加重，静态的学习时间增加，如果运动时间再减少，能量消耗减少，肥胖就会悄悄找上孩子。因此合理、高效的运动更显得格外宝贵。

合理运动的 FITT 原则包括运动频率（frequency）、运动强度（intensity）、运动时间（time）、运动类型（type）。运动频率、运动强度和运动时间须达到适宜的水平，才能起到一定的锻炼效果。不同年龄阶段的儿童青少年锻炼目标不同，比如低年级儿童重在发展运动基本技能，保持对运动的兴趣，而高年级儿童需要综合发展他们的灵敏性、协调性、柔韧性等各项体能素质，到青春期更加侧重速度、力量锻炼。

基本运动技能是指人体非自然发生的基础运动学习模式，是进行复杂身体活动和体育运动的基础。基本运动技能主要包括身体的移动能力、平衡能力和操纵物体的能力，比如行走、跑步、游泳、跳跃、走独木桥、投掷、踢等基本动作，这是许多运动、竞技和身体组合动作的基础。学习基本运动技能的最佳时期是儿童青少年期。

体能素质是人体在肌肉活动中所表现出来的力量、速度、耐力、灵敏及柔韧素质、平衡能力等功能的统称。良好的体能素质是掌握运动技能的基础。体能素质的发展有先后之别，按先后顺序为灵敏、柔韧、速度、耐力和力量素质，男女基本一致，但存在较大的个体差异。抓住各项体能素质的敏感期，通过合理的锻炼可让孩子相应的运动能力得到较快地提高。

第二节　合理运动的益处

2020 年 WHO 发布的《身体活动和久坐行为指南》特别提到，对于儿童和青少年，身体活动的获益体现在改善身体健康（心肺耐力和肌肉量及质量）、心血管代谢健康（血压异常、血脂异常、葡萄糖和胰岛素抵抗）、骨骼健康、认知结果（学习成绩、执行功能）、心理健康（减少抑郁症状）及减少肥胖症等各个方面。从小养成合理运动的习惯，不仅利于当下，而且将会受益终身。

从预防肥胖角度来讲，培养运动习惯，把一项或几项运动发展为爱好，可以让孩子有固定额外的能量消耗。当孩子宅家静坐看电视、电脑、手机时，手脚和嘴巴闲下来，会增加无意识的进食概率。预防肥胖本身即可降低肥胖相关代谢性慢病的发生率。有了健康的身体和充沛的精力，才能有更好的学习成绩。

参加身体活动有助于儿童青少年发展与同龄人、父母和老师的关系，创造和朋友一起游戏、运动的机会，发展团队合作技能，减少挑衅、破坏性的行为，有效提高人际关系、自律能力等生活技能，促进核心价值观的形成。

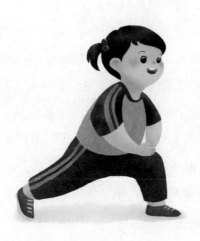

第三节 正常体重下的运动

一、儿童青少年运动量

广义的运动类型主要包括日常活动、玩耍游戏以及体育运动。对于儿童青少年来说，身体活动可以作为娱乐和休闲（玩耍、游戏、运动或有计划地锻炼）、体育课程、交通（步行和骑自行车）或家务活的一部分，在教育场所、家庭和社区中进行。

2020 年 WHO 发布的《身体活动和久坐行为指南》针对儿童和青少年（5~17岁）建议：①儿童和青少年应每天进行至少 60 分钟的中到高强度的运动，以有氧运动为主（强烈推荐，中度质量证据）；②每周应有 3 天以上进行高强度的有氧运动以及增强肌肉和骨骼的运动（强烈推荐，中度质量证据）。2021 年《中国人群身体活动指南》针对 6~17 岁儿童青少年的身体活动指南建议：①每天进行至少 60 分钟中等强度到高强度的身体活动，且鼓励以户外活动为主；②每周至少进行 3 天肌肉力量练习和强健骨骼练习；③减少静态行为（每次静态行为持续不超过 1 小时；每天视屏时间累计少于 2 小时）。

最佳实践声明：①少量的活动比不活动要好；②如果儿童青少年未能达到建议的活动水平，那么少量活动也是有益于健康的；③儿童青少年应从少量的活动开始，逐渐增加频率、强度和持续时间；④应为所有儿童和青少年提供安全和平等的机会，鼓励他们参加趣味性的、多样化的、适合其年龄和能力的身体活动。

对于儿童，强调了久坐行为的危害。久坐行为定义为在教育场所、家庭、社区或交通工具中处于清醒坐姿或躺姿的低能耗行为。在儿童青少年中，久坐行为会导致一系列健康危害，如肥胖、心血管代谢能力下降、体能下降或亲社会行为恶化，睡眠时间缩短。建议应限制儿童和青少年的久坐时间，尤其是面对显示屏的娱乐时间。

二、判断运动强度

运动强度的判别方法主要包括自我感觉判别法、最大心率百分比、主观运动等级强度量表（Rating of Perceived Exertion，RPE）、最大摄氧量（VO_{2max}）百分比、运动负荷心电图、代谢当量等，其中前三种在日常使用时较为方便。

自我感觉判别法：按照儿童的呼吸和语速变化判断，比如中等强度运动时，由于呼吸急促，只能讲短句子，不能完整表述长句子；高强度运动时，呼吸急促、费力，不能言语交谈。可以通过这种简单的方式，教会孩子自己学习判断，快速理解运动强度的概念。

另一个比较客观的方法是按照运动时的心率占最大心率的百分比进行分级（表6-1），可以采用运动手环来测量运动时的脉搏来代替心率，或者运动结束即刻计数10秒桡动脉脉搏。

个体的心肺功能、运动能力不同，而且安静状态下的心率水平也有差异，家长起初可以将两种方法结合在一起，确保运动安全，指导孩子感受心脏搏动，但不必过于在意心率区间，可以让孩子用手感受运动结束即刻的心脏或桡动脉搏动，结合自我感觉判别法，理解运动强度的概念。表6-1对两种方法进行了举例，表6-2为6~20级主观运动等级强度量表（RPE），显示了各等级与主观运动对应强度分类及最大心率百分比。表6-3列举了适合儿童和青少年的不同运动强度的项目，家长和孩子可以根据情况调整运动项目的节奏来灵活调整运动强度。

表6-1　不同运动强度判别（以10岁儿童举例）

运动强度	心率范围	举例：10岁儿童	自我感觉判别法
低强度	< 60% 最大心率	< 126 次 / 分	轻松，出了一点汗
中等强度	60%~75% 最大心率	127~158 次 / 分	出汗较多，可轻松说话
高强度	76%~90% 最大心率	159~189 次 / 分	暴汗、气喘，强度逐渐增加至比较疲惫、单字回应问题

（续表）

运动强度	心率范围	举例：10 岁儿童	自我感觉判别法
极限强度	> 90% 最大心率	≥ 190 次 / 分	极度疲惫直至精疲力竭

注：最大心率 =220- 年龄。比如 10 岁儿童最大心率为 210 次 / 分。

表 6-2　主观运动等级强度量表（RPE）

等级	主观运动感觉	运动强度分类	最大心率百分比
6	安静，不费力	静息	/
7	极其轻松	非常低	< 50%
8			
9	很轻松		
10	轻松	低强度	~63%
11			
12	有点吃力	中等强度	~76%
13			
14			
15	吃力	高强度	~93%
16			
17	非常吃力	超高强度	≥ 94%
18			
19	极其吃力		
20	精疲力竭	最高强度	100%

资料来源：2017 年《中国儿童青少年身体活动指南》。

表6-3 适合儿童和青少年的不同强度的活动项目

活动类型	儿童	青少年
中等强度有氧运动	a. 积极的娱乐活动，如徒步旅行、溜冰、滑旱冰 b. 骑自行车 c. 快速行走	a. 划独木舟、徒步旅行、溜冰、滑旱冰 b. 快速行走 c. 骑自行车（或功率自行车） d. 家务劳动 e. 有投与接的运动，如棒球、垒球
高强度有氧运动	a. 跑步和追赶的游戏 b. 骑自行车（或功率自行车） c. 跳绳 d. 武术 e. 跑步 f. 冰上运动或室外运动，如冰球、篮球、游泳、网球或体操	a. 骑自行车（或功率自行车） b. 跳绳 c. 武术 d. 跑步 e. 网球、篮球、游泳、足球 f. 其他有氧运动项目
肌肉训练	a. 拔河游戏 b. 退阶俯卧撑（膝盖着地） c. 负重练习（自身重量或弹力带） d. 爬绳或爬树	a. 拔河游戏 b. 俯卧撑 c. 负重练习（弹力带、器械、哑铃） d. 爬墙 e. 仰卧起坐
骨质增强	a. 跳房子游戏 b. 跳跃活动 c. 跳绳 d. 跑步 e. 体操、篮球、排球、网球等	a. 跳跃活动 b. 跳绳 c. 跑步 d. 体操、篮球、排球、网球等

资料来源：《学生营养与健康教育》。

三、学龄期儿童青少年适合的运动形式

不同年龄阶段的儿童青少年，由于运动及认知发育水平不同，处于不同的身体素质敏感期，因此运动目标也不同，需选择适合的运动类型。

（一）9岁以下儿童

选择内容、形式、环境多样化的运动，尽可能选择趣味性、互动性强或者可陪伴的运动类型，以保持对运动的兴趣，有利于培养运动习惯。尽可能提供给孩子丰富多样的运动体验，让孩子接触不同的运动环境，如室内、户外、水上、冰上、雪上等，还要有丰富的运动形式。如果孩子运动能力稍差，需要家长的引导和鼓励。

（二）青春期发育初期（9~13 岁）

适合选择广播体操、跳绳、踢毽子、乒乓球等以锻炼机体机敏性、协调性和柔韧性为主的运动项目。

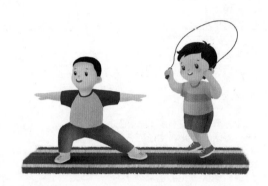

（三）青春期发育中期（13~16 岁）

适合选择短距离快跑、变速跑、羽毛球等以速度锻炼为主的运动项目，同时运动强度较大，有利于提高心肺耐氧能力。

（四）青春期发育后期（17~22 岁）

适合选择中长跑、登山、游泳、足球、排球、篮球等可增加速度耐力、一般耐力和力量性练习的运动项目。

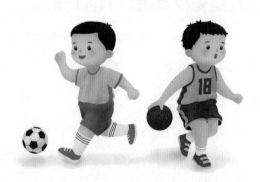

四、不同运动形式举例

（一）日常活动

1. 积极的交通方式

坐车、乘地铁、乘电梯时多为静坐状态，建议在可行的情况下，多采用步行、上下楼梯、骑车等能量消耗较多的交通方式，将"多动少坐"常记于心。

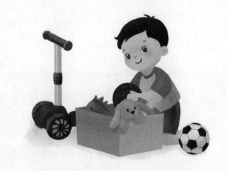

2. 家务劳动

鼓励孩子分担家务（拖地、刷碗、洗衣服、刷鞋、整理玩具等），增加能量消耗的同时，还可以提高孩子的自理能力，并培养孩子的责任心。低年级儿童可以采用比赛、奖励的形式诱导，不过多干预、苛求，以增强儿童的活动信心。

（二）玩耍游戏

玩耍游戏对于学龄前儿童和低年级儿童来说都是很重要的运动类型，家长可以和孩子进行全身运动的亲子游戏，如追逐游戏、丢沙包、跳房子等。游戏的分类方式复杂繁多，下面按照不同的锻炼目的介绍推荐的游戏项目。

1. 以发展基本动作技能为目标的游戏

（1）移动类 如跳房子、障碍跑、跳绳、爬绳（杆）、骑脚踏车、骑滑板车等，多是全身性的运动，容易达到中等及以上运动强度以锻炼心肺功能。

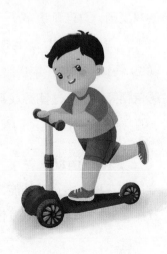

（2）姿势控制类 木头人、金鸡独立、过独木桥、前滚翻、侧手翻等，锻炼孩子的肌肉力量、控制能力。木头人游戏除了要维持姿势外，还包含了抓人游戏的规则，也可

以锻炼孩子的灵敏性。

（3）物体控制类　推小车、滚轮胎、扔沙包、放风筝、踢毽子、不落地的气球等，包含推、抬、扔等基本动作，通过直接操纵物体和间接操纵物体，提高孩子的本体感觉能力，如空间感、时间感、肌肉控制感；一些较重、较大的物体可以锻炼儿童的肌肉力量、平衡能力；操纵在移动的物体可以锻炼儿童的灵敏性。

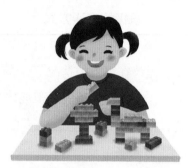

（4）休闲类　下棋、玩乐高、捏橡皮泥、折纸等。这些游戏有利于提高孩子的专注力、培养独立思考能力。

2. 以发展灵敏、平衡、协调能力为目标的游戏

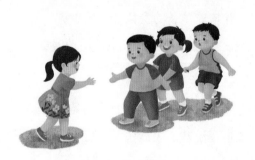

（1）灵敏　老鹰捉小鸡、抓人游戏、丢手绢等，这些游戏过程中有追逐、跑动，互动性较强，小朋友或家人一起玩容易沉浸其中。

（2）平衡　过独木桥、金鸡独立、秋千、蹦床、跳房子等。跳房子其实是一个综合性较强的游戏，需要了解游戏规则，自己画房格子，格子可以用不同的形状组合，中间夹杂着单腿跳、双腿跳，闭眼投掷，动手动脚又动脑，家长也可以根据需要灵活调整玩法。

（3）协调　攀爬（攀岩墙、攀爬架和梯子等）、小动物爬行（熊爬、猩猩爬、鳄鱼爬等）等。这些游戏不仅能锻炼孩子的协调性，其实也是成年后进行攀岩、俯身登山等抗阻运动的雏形。

（三）体育运动

学龄期各项基本运动技能已经发展得比较稳定，可以开始参与各种运动项目，教授项目规则，进一步强化运动技能，为今后学习专项运动打下基础。在

体验过较多的运动项目后，家长可以根据孩子的喜好、运动能力和性格选择一两个项目重点发展，让孩子保持终身锻炼的生活方式。

接触新的运动项目时，一定要循序渐进，根据每个孩子的运动能力逐步上升难度，否则孩子容易产生挫败感。如果家长喜欢某种运动可以带孩子观看、认识这些运动，教授基本的规则和运动技巧，逐渐让孩子参与其中。

为了更容易达到中、高运动强度，以完成运动目标，建议选择全身性的运动项目，如快步走、跑步、游泳、舞蹈、各种球类运动、健身操、武术、跳绳、滑冰、滑雪、滑板、轮滑等。挥拍球类运动后注意对侧肢体训练，不建议长时间的长跑、负重，避免强烈的运动冲击，不利于骨骼发育。

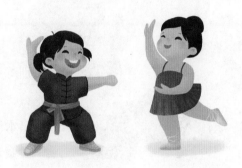

（四）抗阻运动

1. 什么是抗阻运动

抗阻运动，也就是我们常说的力量训练，对骨骼健康和关节囊的健康都很重要。力量是人体对抗阻力的能力，是速度、耐力、灵敏和柔韧等身体能力要素的基础。通过不同的力量运动，可以增强骨质结构，强化骨骼，降低腕关节、踝关节扭伤及骨折的概率，另外，肌肉还是身体震动的缓震器，可防止力量直接作用于骨骼，也是运动和生活中防止受伤的基础。

2. 抗阻运动的训练原则

儿童青少年以遵循动力性力量练习为主，静力性练习为辅。动力性力量训练是在克服阻力的情况下，肌肉收缩与放松交替进行的练习；静力性训练是在抗阻力的情况下，肌肉做持续性的紧张收缩的练习。

选择的抗阻练习应针对上肢、下肢、躯干等主要肌肉群，如手臂、背部、胸部、腿部和躯干，尽量简便易行。阻力的来源可以是自身体重，也可以借助其他工具。

3. 常见训练方法

（1）利用自身体重作为阻力 ①上肢：双杠支撑、俯卧撑、单杠悬挂、引体向上等；②下肢：蹲起、跳跃、跳台阶、跳绳、跳远、靠墙静蹲、箭步蹲等；③躯干：仰卧起坐、平板支撑、侧支撑、俯身登山、卷腹、俄罗斯转体等。

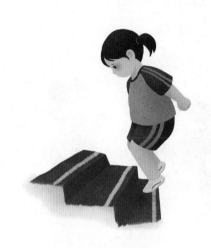

其实爬楼梯、各种动物爬行（海豹行进、蟹行、乌龟行进等）、攀岩、高抬腿、各种跳跃练习（如跳绳、跳台阶）等从广义角度来讲也属于抗阻运动，同时也可以运动全身。

（2）利用工具作为阻力 如果家长有训练基础，也可以教孩子使用弹力带、小哑铃、篮球等外载负重，甚至身边装满水的矿泉水瓶、手里提的重物也可以利用起来。尽量做到简便易行，便于掌握动作，也利于孩子养成运动习惯。

4. 注意事项

学龄期儿童开展抗阻运动时，进行一些较为基础的训练即可，学龄期儿童每次完成 1~2 组动作，可以根据孩子的喜好添加，建议家长陪孩子一起，可以设定"全家健身时刻"，每周均匀间隔安排。

青少年做力量练习要注意低负荷、多次重复（一个负荷至少能顺利完成 8 次，否则负荷过大），每周进行 2~3 次，青少年做力量训练只强调动作，不追求肌肉块的大小，在青春期后力量训练才能明显促进肌肉增长。

注意动作标准，循序渐进，注意运动前热身，降低肌肉的黏滞性，防止运动损伤，运动后注意拉伸，缓解运动后肌肉疲劳，防止肌肉弹性降低。

5. 培养好的运动习惯

儿童青少年时期是培养孩子运动习惯、塑造健康生活方式的重要年龄段，家长是孩子的第一任老师，家长的行为引导极为重要，平日减少久坐、多运动，可以在家中设立打卡墙与孩子一起锻炼打卡，营造健康生活方式的氛围。

第四节 肥胖情况下的运动

单纯性肥胖发生的主要原因是能量摄入过多和能量消耗减少。机体能量消耗主要有基础代谢、食物特殊动力作用和身体活动。基础代谢是维持生命的最基础消耗。食物特殊动力作用是指人体在摄食过程中要对食物中的营养素进行消化、吸收、代谢、转化等的额外能量消耗，同时还有维持体温和散发热量的消耗。上述两项活动的能量消耗基本稳定，减肥主要依靠增加身体活动带来的能量消耗。值得注意的是，随着体格发育，儿童和青少年的基础代谢率逐渐增长，而且他们还有一部分能量消耗是生长发育所需，这一点不同于成年人。

一、运动时能量的来源

人体的能量来源于食物中的糖类、脂肪和蛋白质，但从微观的角度讲，其实是来自这些营养物质分子结构中所蕴藏的化学能，当这些营养物质被氧化分解时，碳氢键断裂，释放出能量，其中50%以上转化为热能，其余部分以化学能的形式储存在腺苷三磷酸（ATP）、磷酸肌酸（CP）等高能化合物的高能磷酸键中。细胞中绝大多数需要能量的生命活动是由ATP直接供能，ATP水解时产生ADP（腺苷二磷酸）和磷酸，高能磷酸键断裂，释放出能量，才能被细胞利用来完成诸多微观的生理活动，最终变成能被我们肉眼看到的机体活动，比如肌肉的收缩和舒张。而营养物质氧化分解所释放的能量又不断地使ADP重新氧化磷酸化，转化为ATP。

磷酸原、糖酵解、有氧代谢供能系统是人体的三大供能系统，其供能特点见表6-4。

1. 磷酸原供能系统

磷酸原供能系统的能量来源于预先存储在肌肉内的少量ATP，可直接供能，而我们的肌肉中还有CP，它是ATP的小储存库。当营养物质氧化释放的能量过

表6-4 三大供能系统的特点

	磷酸原供能系统	糖酵解供能系统	有氧代谢供能系统
是否需氧	否	否	是
能量来源	预先储存在肌肉内的少量ATP	肌糖原和肝糖原	肌糖原、肝糖原和脂肪，少量蛋白质
供能特点	快速，最佳供能时段在10秒内	产能较快但利用率较低，最佳供能时段在1~3分钟	产生大量的ATP，但供能相对较慢
代谢废物	ATP水解转化为ADP，可再利用	多，乳酸易累积，导致疲劳	少，被血液快速带走
运动强度	高	高	低
典型运动	百米赛跑、跳高、跳远、铅球、举重	400m、800m、1500m赛跑，重量训练	快走、慢跑、游泳、骑自行车

剩时，ATP将高能磷酸键转移给肌酸，在酶的催化下合成CP。而当组织的ATP消耗较快时，CP又可以将高能磷酸键还给ADP，进而转化成ATP存储。该供能系统的产能过程无需用氧，能够快速供能，但肌肉中储存的ATP和CP都非常少，所以供能时间短，最佳供能时段在10秒内，常见的运动有百米赛跑、跳高、跳远、铅球、举重等。

ATP与CP之间的反应式如下：

ATP+水→ADP+无机磷酸+能量

CP+ADP→肌酸+ATP

2. 糖酵解系统

糖酵解系统的能量来源是肌肉、肝脏内的肌糖原和肝糖原，通过葡萄糖的无氧酵解产能，产能较快但利用率较低，代谢产物是乳酸（图6-1），最佳供能时段在1~3分钟，常见的运动有400m、800m、1500m赛跑，重量训练。磷酸原和糖酵解供能系统均属于无氧代谢。

3. 有氧代谢供能系统

有氧代谢供能系统的主要能量来源是预先储存的肌糖原、肝糖原和脂肪，最终可以把葡萄糖和脂肪酸完全氧化，产生大量的ATP（图6-1），但对氧的需

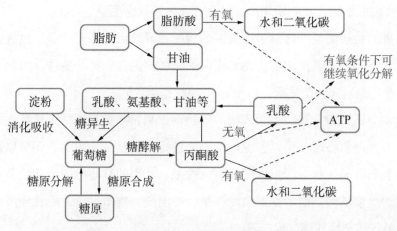

图 6-1　糖酵解和有氧代谢供能系统示意图

求量也较大，供能相对较慢，运动 3 分钟后开始全面供能，是人体在安静状态或进行中低强度耐力运动时的主要供能方式。

在实际运动过程中，有氧和无氧很少独立存在，没有绝对的界限。比如跑步时一开始的几秒内主要为磷酸原系统供能，而后磷酸原系统供能减少，糖酵解系统开始供能后逐渐占主导地位，到 2 分钟糖酵解供能减少，有氧代谢供能比例增加，到 20~30 分钟达最大比例。如果运动过程中加速或者冲刺，运动强度增加，磷酸原和糖酵解系统又开始快速供能。

总体上来讲，供能系统提供 ATP 的速率和提供的量成反比，产能越快提供 ATP 的量越少，速度越慢量越大。

二、运动减肥处方的制定

（一）运动强度

运动时的能量来源主要为糖和脂肪，不同运动强度时两者供能比例也不同。运动强度较低时，虽然也以脂肪供能为主，但每小时消耗的脂肪较少，氧化速率较低。而当心率在 60%~80% 最大心率（相当于 50%~70%VO_{2max}）运动时，脂肪氧化的绝对速率处于理想状态，这属于中等运动强度范围。如果运动强度继续增加，糖供能开始占主导，每小时消耗的脂肪并没有随之增加。为了更好地动用体内的脂肪，减肥期间推荐以中等强度运动为主。

另外，一般肥胖个体对运动强度的耐受差异较大，若运动强度过大，个体可能又开始转为无氧代谢功能，无法保证脂肪供能占据优势地位，因此，有条件时推荐进行运动负荷试验，以便制订个体化运动方案。

运动负荷试验常采用平板或踏车等运动工具，测量和评估人体在不同运动强度下的生理和心理反应，客观评价心肺储备功能及运动耐力，还可以用于评估心肺及肥胖等疾病的严重程度和治疗效果，常用的有心电图运动负荷试验和心肺运动负荷试验，前者主要监测心率、心电图、血压反应，后者还可同时监测人体的气体交换和通气反应等。

（二）运动时间及频率

从运动时间的角度来看，在开始运动的 20 分钟内，以糖类供能为主，每次运动时间需要维持 20 分钟以上，脂肪供能才占主导地位。因为体内脂肪的氧化分解所需脂肪酶的活性在运动 20 分钟后才逐渐提高，运动 40 分钟后达到较高水平。

因此，减肥运动时间原则上不少于 30 分钟，每周 150 分钟以上。为了维持减肥效果，防止反弹，推荐更高水平的身体活动，每周 200~300 分钟。为了达到足够的能量消耗，运动频率为每周至少 5 天，相对均匀分布。当然，每个孩子的情况不一样，具体减肥方案，尤其是运动形式和运动时间，应与医生共同沟通制订。

同时对成年人的研究表明，机体运动后有能量补偿机制，会通过降低基础能量消耗来节约能量消耗，且有个体差异。不幸的是，肥胖人群减肥可能具有更多的能量补偿机制，因此减肥过程中当能量消耗足够多时，才能有效果。

（三）运动项目

减肥运动项目以全身性有氧运动为主，在保证运动时间、运动强度的同时，动作尽量简单，注意运动的趣味性和家长的鼓励与带动，提高运动的积极性。

对于重度及极重度肥胖的孩子选择运动项目时，要考虑避免体重过重导致的下肢关节磨损，建议在减肥初期，多采用游泳或其他水中运动，利用浮力减轻膝关节负荷。也可考虑椭圆机、自行车等运动幅度基本稳定或消除了部分自身重力的运动项目。如果协调性较好，能够正确使用划船机，也是一项很好的运动器材，但如果腹部脂肪堆积过多，需减小运动幅度，防止脊椎弯曲过度，导致腰肌劳损。除此之外，还可以按照《中国人群身体活动指南》的要求每周带孩子进行 2~3 次力量训练，有利于在减重的同时维持肌肉量，提高静息代谢率。为了运动安全性和有效性，根据肥胖程度和减重的阶段，需要营养医生、康复医生及其他具有专业资质的人员等进行个体化的指导。

近几年的研究显示，高强度间歇运动（high-intensity interval training，HIIT）也可以有效减脂。HIIT 是以较短的时间（6 秒至 4 分钟）和较高的强度（85%~95% 最大心率）运动为主，中间间隔较低强度的运动（40%~70% 最大心率）或安静恢复的一种运动训练形式，短运动时间、短间歇时间是 HIIT 最典型的方式。比如进行 20m 往返跑训练，运动时间和间歇时间都为 15 秒，重复 8 次一组，组间休息 3 分钟，共做 3 组。

与中等强度持续运动相比，"运动 + 恢复期"总脂代谢、总糖代谢水平方面的效果相似，但 HIIT 所用时间较少，有一定的"时间 - 效率"优势。运动中 HIIT 对糖代谢功能依赖度较中等强度持续运动更高，但在恢复期 HIIT 更倾向于脂肪氧化供能。同时，在运动结束后的 24~48 小时静息能量消耗也持续提高。但由于超重肥胖的孩子大多运动基础较差，需要根据运动能力循序渐进，而且为了安全性和有效性，建议由专业人士或由经过指导的家长在旁监督。

肥胖者进行一段时间的运动后，运动能力提高，维持既定目标心率的运动强度增加，此时应推荐重新进行运动负荷试验，调整运动强度。一般在运动 4~6 周后，体重下降进入平台期，可通过及时调整运动处方取得更好的减肥效果。

（四）运动期间饮水

运动前后饮水的总体原则是少量多次。运动前：一般在运动前 2~3 小时之前补水 2~3 次，总量以 500~700mL 为宜，做好水分储备。临近运动时不宜大量

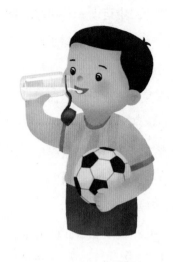

饮水，运动前 15~20 分钟饮用 150~200mL 水即可。若补水过多，大量液体积聚在胃部，运动时大幅晃动，易引起不适。运动中：每隔 15~30 分钟补充 100~300mL。运动后：少量多次，不可暴饮。饮水后需要经过胃肠道吸收进入血液循环，再输送到全身，相对缓慢，因此在停止运动后的几个小时应该持续补水。但切忌暴饮，短时间内大量饮水，增加心肾负担，甚至会导致低钠血症。其实健康的身体会发出信号，水分不够的话，会有口渴的感觉、尿量减少、尿色变深，水分摄入过多则相反。这个关于人体的小常识，也可以教给孩子。

减肥期间的儿童不建议喝运动饮料，首先运动强度和时间基本达不到要喝运动饮料的标准。而且一般的运动饮料每 100mL 含碳水化合物 6.5g，虽然低于一般含糖饮料，但一瓶 500mL 也有 544kJ，从而使减肥效果大打折扣。因此，减肥的孩子建议优先选择喝温开水、无糖茶、花茶等。

（五）运动时注意事项

遵循循序渐进的原则。运动时间由短到长，强度逐渐递增，能量消耗从低水平到高水平。运动前充分热身，活动关节，伸展身体，采用徒手操、原地高抬腿、微微跑动等，运动后充分拉伸。每次运动前后均保证至少有 5~10 分钟的整理活动时间，时间可随环境温度稍作调整，以避免发生不必要的运动损伤。

适宜的运动着装，注意穿软底鞋。长时间运动过程中，由于产热多容易出汗，要及时脱去多余的衣服；运动后应及时穿上，避免受凉。

第七章

睡眠也和肥胖有关

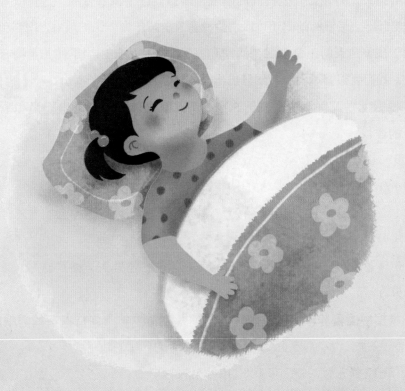

第一节　什么是健康睡眠

人的一生约有三分之一的时间是在睡眠中度过，成长中的儿童则接近一半的时间是在睡眠中度过的。合理的睡眠对我们的健康十分重要，但是根据目前的调查发现，当前儿童睡眠不足的现象广泛存在，并且随着年龄的增加，睡眠不足的现象随之增加。研究发现睡眠不足与肥胖、近视眼、血压升高等疾病的发生风险升高相关，还会出现上课注意力不集中、学习效率下降、记忆力下降等不良后果。为此，我们应让孩子保证充足的睡眠，养成规律的睡眠时间习惯。

良好且充足的睡眠有益于儿童的身体健康和心理健康。充足的睡眠有利于孩子的生长发育，尤其是夜间的睡眠，因为促进生长发育的"生长激素"在夜间分泌旺盛。足够的睡眠还可以消除疲劳、缓解压力、保护脑力、增强免疫力，有利于孩子白天的正常学习、活动和人际交往。因此，为了使儿童拥有健康的睡眠，我们要根据不同年龄制订出不同的睡眠计划。

根据世界卫生组织《关于 5 岁以下儿童身体活动、静坐行为和睡眠的指南》的建议：

0~3 月龄，14~17 小时的优质睡眠时间（包括小睡）。

4~11 月龄，12~16 小时的优质睡眠时间（包括小睡）。

1~2 岁儿童，11~14 小时的优质睡眠（包括小睡），并且要有规律的睡眠和起床时间。

3~4 岁儿童，10~13 小时的优质睡眠（包括小睡），并且要有规律的睡眠和起床时间。

根据中国营养学会的建议，学龄期儿童青少年应保持以下的睡眠时间：

6~12 岁儿童，每天保证 9~12 小时的睡眠时间，且不少于 9 小时。

13~17 岁儿童，每天保证 8~10 小时睡眠时间。

第二节　怎么才能睡得好

良好的睡眠是由一系列因素共同决定的，包括生物因素、家庭因素和社会因素等。如果要想让孩子拥有一个良好的睡眠，我们不妨遵循中国营养学会《中国学龄儿童膳食指南（2022）》的几点建议进行。

（1）社会、家庭、学校等方面，相互合作，加强睡眠方面的健康教育与引导，宣传睡眠对儿童健康的重要性，以及不同年龄段的睡眠时间。

（2）家长应在家庭中创造一个放松、安静的睡眠环境，并让孩子养成定时入睡、起床的好习惯。

（3）尽量减少或者避免影响孩子良好睡眠的因素，如家庭或周边的噪声、温度的过高或过低、光线太强等。

第三节　正常体重下的睡眠

一般情况下，体重正常的儿童，可以按照世界卫生组织和中国营养学会关于睡眠时间和睡眠环境的要求，合理安排睡眠。除此以外，在日常饮食和生活方式方面，以下几点需要注意。

（1）注意含咖啡因饮品的摄入，如咖啡、茶水、能量饮料等。很多儿童青少年由于学习压力较大，喜欢摄入咖啡以起到提神作用，但要注意避免过多地摄入。有一些家长，喜欢在孩子运动的时候，提供能量饮料，这会影响孩子当天的睡眠。对于运动强度不大的儿童，建议饮用温开水或者花茶水。

（2）晚餐不宜进餐过晚、过饱，少吃或者不吃夜宵，以免增加消化道负担，影响睡眠。当然饥饿同样会影响睡眠，所以不吃晚饭或吃得过少，也是不推荐的。烹调不宜油腻，以免加重消化的负担，进而影响入睡。

（3）睡前减少手机、平板电脑等电子产品的使用，以免太兴奋，难以入睡。

（4）规律地运动，有助于提高睡眠质量，减少失眠。在日常生活中，条件许可情况下，应该保证儿童有定期、定量的运动。

第四节　肥胖情况下的睡眠问题

通常我们认为吃得多，动得少，就会出现超重或肥胖，其实睡眠不足也是儿童超重和肥胖的重要危险因素。研究发现，超重肥胖学生的睡眠时间合格率明显低于非超重肥胖的学生，保持充足睡眠时间会使超重肥胖的发生风险降低。

但并不是睡眠时间越长越好，在学龄期和青春期儿童中，睡眠时间与肥胖的相关性呈现出类似成人的"U"形趋势。以学龄期儿童为例，研究显示与平均每天睡眠时间 9~9.9 小时相比，随着睡眠时间的减少或增多，肥胖的发生风险均逐渐上升。

此外，研究发现超重肥胖儿童的视屏时间较长，对于视屏是否影响睡眠和进食，进而导致超重和肥胖，尚有待进一步的分析。因此，医务人员、家长、学生能够做的就是维持合理的体重范围，同时使学生养成良好的睡眠习惯和饮食习惯，避免较长的视屏时间。

　　对于肥胖情况下的睡眠问题，更值得我们关注的是睡眠呼吸障碍问题，最常见的疾病是阻塞性睡眠呼吸暂停低通气综合征和肥胖低通气综合征。阻塞性睡眠呼吸暂停低通气综合征最常见的症状是习惯性打鼾、睡眠呼吸暂停和日间嗜睡。肥胖低通气综合征比阻塞性睡眠呼吸暂停低通气综合征有着更严重的嗜睡、夜间低氧和日间高碳酸血症，使得发生肺动脉高压、低肺容积的比例和风险更高。

　　因此，对于肥胖儿童，应重视阻塞性睡眠呼吸暂停综合征和肥胖低通气综合征的发生，及时到医院就诊，对症治疗。当然最为关键的还是要及时到临床营养科进行规律的减重治疗，以免加重肥胖情况下的睡眠问题。

第八章

肥胖儿童青少年的临床营养门诊

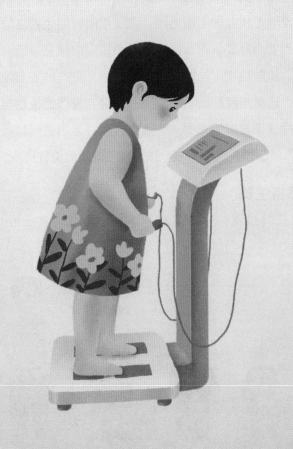

第一节　儿童青少年期生长发育特点

一、学龄期儿童生长发育特点

学龄期儿童通常指的是 6~12 岁的儿童，这一阶段是他们体格和智力发展的关键时期。在这个时期，孩子的身高和体重会快速增长，因此需要充足的营养来支持机体的生长。为了保证孩子的健康成长，家长和老师需要密切关注孩子的生活和学习习惯，确保孩子有规律的作息，平衡的饮食，以及适量的体育锻炼。此外，随着学习任务的不断增加，孩子用眼时间也随之增多，在这种情况下合理用眼显得尤为重要。家长应该指导孩子定时休息眼睛，避免长时间连续看书、刷视频，预防近视。同时，保持正确的坐姿、站姿和走路姿势，以及良好的书写习惯，这对于保护孩子的视力和促进其身体健康也至关重要。口腔卫生也是这一阶段孩子健康成长的一个重要方面。定期进行口腔检查结合良好的日常口腔护理习惯是预防龋病、维护孩子口腔健康的关键措施。

（一）体格生长

在儿童成长的过程中，身高和体重是衡量健康状况的重要指标之一。

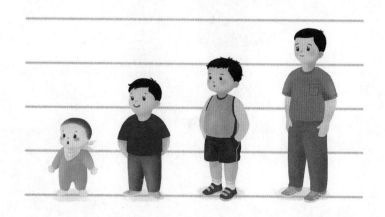

通常来说，儿童在成长的这一阶段，身高每年增长 4~7.5cm，体重每年增加 2~2.5kg。值得注意的是，随着青春期的接近，可以观察到性别之间的一些差异：女孩的体脂肪含量逐渐超过男孩，而男孩的去脂体重（如肌肉等）开始超过女孩。儿童的生长发育是一个连续和波动的过程，受到多种因素的影响，包括遗传、营养状况、健康状况及心理因素等。健康的儿童通常会沿着特定的生长轨迹发展，但疾病、营养不良等因素可能会导致他们的生长发育暂时落后于同龄人。值得欣慰的是，一旦这些不利因素得到缓解或消除，儿童往往能够迅速回归到正常的生长轨迹上，有时甚至能够通过"追赶生长"来超越同龄儿童的生长速度。

（二）牙齿更换与消化系统

孩子在成长过程中会经历许多重要的里程碑，其中之一便是换牙。这个过程一般从 6 岁开始，乳牙逐渐脱落，而恒牙会陆续长出。到了 12~13 岁，孩子们的乳牙通常会全部更换为恒牙。在这个过程中，孩子可能会遇到一些口腔健康的挑战，其中最常见的便是龋病。龋病分为乳龋和恒龋，4~8 岁的儿童常见乳龋，而 11~18 岁

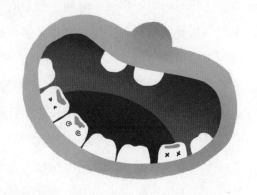

的青少年则更可能发生恒龋。除了口腔健康问题，学龄期儿童的消化系统也处于发育阶段，这意味着他们更容易遭遇消化不良和营养缺乏的问题。这一时期，家长们需要特别注意孩子的饮食习惯和营养摄入，确保他们能够健康成长。

二、青少年期生长发育特点

青少年期，通常界定为 13~18 岁，是人类生长发育的一个关键阶段，仅次于婴儿期的生长速率。这一时期的生长发育，特别是性成熟的过程，受到激素

调节，表现出明显的性别差异。一般女孩比男孩提前约两年进入青春期，女孩通常在 10 岁左右开始经历身体的变化，男孩在 12 岁左右。然而，由于个体间的差异，青春期的开始时间可能提前，可能延后。青春期带来的身体变化可以大致分为两类：整体生长的加速和性成熟的进展。这两个过程相互关联，并由不同激素的分泌变化所调控。在评估青春期的发展过程中，医学中常用骨龄、第二性征和实际年龄的差异来区分个体是早熟、正常发育还是晚熟。

了解青春期的这些基本知识，有助于我们更好地认识这一生命阶段的自然变化，以及个体间差异的原因。这进一步强调了在青少年成长过程中，为他们提供适当的支持和理解的重要性。

（一）体格生长

青春期是个体成长发育的黄金时期，期间身体和生理功能经历快速的变化，达到生长的高峰。在这一时期，孩子的身高、体重、肩宽和胸围会明显增加，第二性征开始显现，同时心理和大脑发展也迎来高速增长期。具体来说，身高的年平均增长量为 7~12cm，体重的年增长量为 4~5kg。在增长的高峰期，体重的年增长量甚至可以达到 8~10kg，而身高每年增长也可能达到 10~12cm。经历了这一增长高峰后，身高的增长速度会逐渐放缓：一般来说，女孩在 16~17 岁时身高增长几乎停止；男孩的身高增长则会持续到 18~20 岁。

在青春期，身体组成的增长也十分迅速，男女之间在增长的成分上存在明显差异。男孩主要表现为去脂体重的明显增加，随着年龄的增长，体脂百分比相对减少；而女孩的体脂肪随年龄增加而逐渐增多，特别是由于雌二醇的作用，臀部皮下脂肪的积累更为明显。青春期的这些变化不仅对个体的身体健康有重要影响，也标志着青少年进入了一个新的发展阶段。了解和关注这一时期的生长发育规律，对于促进青少年的健康成长具有重要意义。

（二）生理功能

在青春期，青少年经历了一系列显著的生理变化，这是他们从儿童过渡到成年的关键时期。在这一阶段，他们的体格迅速增长，各器官体积扩大，功能也逐渐成熟。这一时期，青少年的体型和面部特征会发生显著变化，使得他们的外貌逐渐接近成人的模样。第二性征的快速发展是青春期的另一个重要特征。对于男生而言，这包括胡须、阴毛、腋毛的生长，声音变低及喉结形成。女生则会出现乳房发育、腋毛和阴毛的生长。此外，青春期也标志着生殖系统的快速发展。女生开始经历月经，男生可能会经历遗精现象。到青春期末期，他们的生殖系统已经发育成熟，具备了生殖能力。

这些变化不仅是身体成熟的标志，也是青少年走向成年的重要里程碑。了解这些生理变化有助于青少年和他们的家长更好地适应青春期带来的挑战，确保青少年健康、顺利地成长为成熟的成年人。

第二节 肥胖儿童的营养评估就诊

一、肥胖儿童医院就诊目的

当孩子在学校、社区或家里面，初步筛查为肥胖后，需要到医院就诊。一般来医院就诊的目的主要有 3 个：一是通过医生的问诊及检查确定是否存在肥胖及肥胖的原因；二是知道肥胖进展到哪个阶段，有没有出现并发症；三是怎么减肥。

通常情况下，肥胖涉及的常见科室有临床营养科、儿童保健科、儿童内分泌科、儿童心血管科等。除临床营养科外，部分医院设置的儿童保健科、儿童内分泌科可能也会具备肥胖评估的仪器设备、工具，再借助医院的检查及检验平台，进行前两个步骤的评估。但第三个步骤，也是最关键的步骤，需要饮食、运动等多方面详细的个体化指导和随访，一般只有临床营养科才能做到，因此建议首选临床营养科。

对于儿童保健科，可以进行智能发育筛查，根据当地发展情况，可能也具备心理行为的测验、评估能力。如果怀疑肥胖有病理性的原因，或出现代谢并发症需要药物干预的话，则需要前往儿童内分泌科、儿童心血管科等就诊。

二、哪些医院有临床营养科

临床营养是一门新兴学科。2009 年卫生部印发《关于开展临床营养科设置试点工作的通知》，要求三级医院和具备条件的二级医院设立临床营养科，从此，全国临床营养科建设开始高速发展。2022 年国家卫生健康委员会印发《临床营养科建设与管理指南（试行）》，要求二级以上综合医院，以及肿瘤、儿童、精神等专科医院设置临床营养科。

目前公立医院一般都有官方媒体号，可以从门诊预约途径找到临床营养科，页面的介绍里一般都会标明专家所擅长的疾病类型，或者该门诊接诊的疾病类型，目前很多医院临床营养科也已设立肥胖专病门诊。

三、临床营养科的优势和特点

在肥胖患者的就诊流程中，临床营养科具有其他科室不可替代的优势。首先，临床营养科可以从诊断、评估、治疗、随访上做到一体化服务，更为便利，避免了重复检查，也加快了就诊的效率。举个例子，若就诊于其他科室，所开具的化验、检查可能比较局限，可能会增加重复抽血和就诊次数。其次，在饮食、运动习惯等生活方式的纠正方面，一般临床营养科可以给予个体化的指导和方案。最后，若肥胖患者就诊涉及心理 - 行为因素，需要就诊环境相对稳定、安静，通常临床营养科门诊的就诊环境会布置得比较符合上述要求，有的还会建立长期随访的档案，有利于健康生活方式的培养和维持，使孩子的受益达到最大。

第三节　肥胖儿童就诊流程

一、临床营养科门诊就诊

通常肥胖儿童就诊有以下流程：选择就诊科室（临床营养科、营养中心、体重管理中心、肥胖专科门诊等）–预约挂号–就诊。在就诊当日，医生先询问病史，进行膳食评估及身高、体重、腰围、臀围、体成分等评估。再根据检测结果考虑是否进行血液检查、超声检查、骨龄检测等。若需要血液检查，可选择合适的时间进行空腹抽血。

综合评估患儿的生长发育情况、肥胖程度、是否存在向心性肥胖、是否有其他病理原因所导致的肥胖（继发性肥胖），以及是否存在并发症。若考虑单纯性肥胖，则在临床营养科治疗、随访；若考虑继发性肥胖，建议前往相应科室配合专科诊治。具体参考 2022 年《中国儿童肥胖诊断评估与管理专家共识》中儿童超重及肥胖诊断评估流程图（图 8–1）。

二、询问病史和检查

（一）主诉

1. 对医生

症状 + 持续时间 + 变化时间 + 伴随症状，要求 20 字以内概述完，多为体重情况及是否发现有相关并发症，如体重高于同龄儿 × 年，体重猛增或增长迅速 × 月，发现脂肪肝 × 月。

2. 对家长

家长们需要了解前往临床营养科门诊就诊的主要目的，尽可能全面描述儿童的主要症状，持续时间及伴随症状。

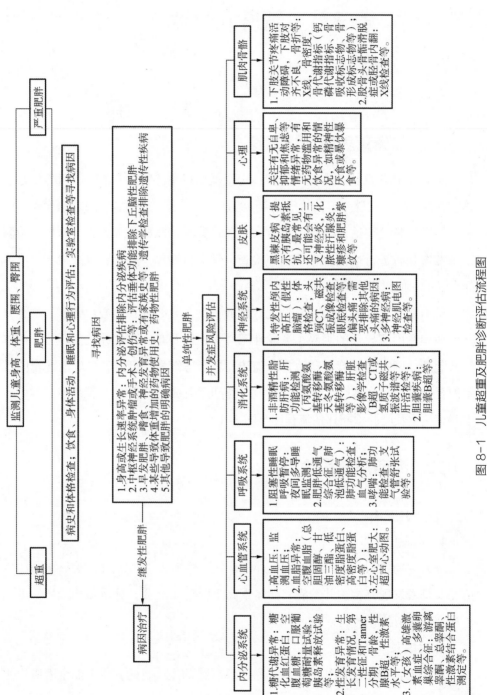

图 8-1 儿童超重及肥胖诊断评估流程图

（二）现病史

1. 对医生

主要询问肥胖的发生时间、发展的相关因素，如生活方式（食物摄入量，饮食结构，烹饪方式，早餐摄入情况，零食摄入，外卖情况，运动量和频次，睡眠等）。询问体育成绩如何，可以大致反映运动能力。因肥胖可能影响认知、心理、社交，可以询问学习成绩，在学校表现如何，有没有比较好的朋友等，注意语气，尽可能营造轻松的问诊氛围。询问既往有无肥胖相关就诊、检查记录，体重猛增前是否进行其他药物治疗等。

2. 对家长

前往门诊的家长要足够了解孩子日常生活状况，最好携带近期膳食摄入的记录表，包括每一餐吃什么食物、每种食物大概吃了多少量。家长要跟随医生问题回答孩子的情况，帮助医生尽可能了解孩子的饮食、运动、心理、社交等情况。

（三）既往史

1. 对医生

询问家属孩子的娩出方式、出生胎龄、出生体重、生后母乳喂养情况、辅食添加时间。有无食物、药物过敏史，有无手术、骨折等外伤史。

2. 对家长

家长要将孩子的分娩方式、出生胎龄、出生体重等情况及相关医疗情况告知医生。

（四）家族史

1. 对医生

询问家长父母、爷爷奶奶、外公外婆等是否存在肥胖，有无高血压、高血脂、高胆固醇、脂肪肝、糖尿病、冠心病等。

2. 对家长

家长要将家族病史尽可能全面告知医生，以便医生进行诊断和治疗。

（五）完善检查

1. 对医生

进行身高、体重、身体成分、腰围、臀围的测量，血压的测定。通过血液和影像学检查，明确有无其他慢性疾病，处于急性发作还是稳定状态。

2. 对家长

排空大小便，穿易脱穿外套。若需空腹抽血，应注意空腹。通过进一步的检查，判断孩子是否有肥胖的并发症或合并症，如脂肪肝、高尿酸血症、糖尿病等。

三、定期随访

建议每月随访 1 次，待家长和患儿都接受和执行良好，并有满意疗效后，可改为每 3 个月随访 1 次。随访时应携带饮食记录表和运动记录表，以便调整饮食和运动方案，并评估相关体重和体成分的变化情况。后续再根据相关指标的复查及干预效果调整随访内容及随访频次。

对于是否结束随访，应在医生的综合评估下再做决定。若不规律进行随访，家长和儿童很难有效开展相关减重方案的实施，也无法进行减重效果的评估，更无法准确、快速解决减重过程中出现的问题。

第四节　检查项目及作用

一、基本人体测量项目

1. 身高、体重

通过身高仪、体重仪进行测量，然后计算 BMI，即可初步评估儿童、青少年是否存在超重或肥胖（标准参考第一章第二节）。

2. 腰围、臀围

使用软尺测量腰围、臀围，计算腰围/臀围、腰围/身高比值（waist‑to‑height ratio，WHtR），初步评价脂肪分布情况。

2007 年国际糖尿病联盟把腰围≥同年龄、同性别儿童腰围的 P_{90} 作为儿童中心性肥胖的筛查指标、代谢综合征的必备组分和危险因素，但此数据依赖于流行病学调查数据库，而不同的腰围测量方法，在不同地区所得数据库之间的比较存在偏倚，因此引入了 WHtR 评价向心性肥胖，与腰围/臀围比值相比，WHtR 受年龄、性别的影响较小，也更适合广泛筛查。中国儿童数据显示，当 6~15 岁男童 WHtR > 0.48，6~9 岁女童 WHtR > 0.48，10~15 岁女童 WHtR > 0.46 时，代谢性疾病的风险增加。

3. 皮褶厚度

用皮褶厚度仪检测皮下脂肪厚度，如肩胛下、肱三头肌皮褶厚度。在没有条件行体成分检测的情况下，可测量皮褶厚度后采用公式计算体脂率。

4. 血压

根据收缩压、舒张压、安静心率，评估是否存在高血压，测量安静心率利于指导运动。肥胖儿童、青少年年龄跨度较大，有些肥胖程度较重，因此，需配备 3 种不同臂围的袖带，以获得较为准确的结果。

国家卫生健康委员会在 2018 年发布了《7 岁~18 岁儿童青少年血压偏高

筛查界值》（见附录 3，4，5，6），参考此标准可给出正常血压、正常高值血压、血压偏高、高血压的判定，年龄采用实足年龄的整数年龄，先参考表格判断出同性别、同年龄的身高百分位数，再寻找同性别、同年龄、身高百分位数的参考界值以做判断。对于 7~17 岁男、女儿童青少年，凡收缩压和（或）舒张压＜同性别、同年龄、同身高百分位血压 P_{90} 者为正常血压；凡收缩压和（或）舒张压≥同性别、同年龄、同身高百分位血压 P_{90} 且＜ P_{95} 者为正常高值血压，或收缩压≥ 120mmHg 和（或）舒张压≥ 80mmHg，但＜同性别、同年龄、同身高百分位血压 P_{95} 者也为正常高值血压；凡收缩压和（或）舒张压≥同性别、同年龄、同身高百分位血压 P_{95} 者为血压偏高。如某次检测血压≥血压偏高界值点（P_{95}），需在非同日进行 3 次及以上测量，且每次检测血压均≥血压偏高界值点（P_{95}），测量时间间隔不少于 1 周，持续增高者确定为高血压。示例：如一名 7 岁男生，身高百分位数为 P_5，收缩压和舒张压分别为 112mmHg 和 68mmHg，其血压筛查结果为血压偏高。

3~6 岁的儿童可参考 2017 年发布的《中国 3~17 岁儿童性别、年龄别和身高别血压参照标准》（见附录 1，2）。对正常血压、正常高值血压、血压偏高的百分位数界定点，以及高血压的确诊标准均同 7~17 岁儿童青少年标准。

5. 人体成分检测

单纯依靠 BMI 来诊断肥胖并不完全准确，因为无法区分超重的是肌肉还是脂肪，从而会漏诊和误诊肥胖。皮褶厚度的检测结果受操作者主观影响，腰围也无法区分内脏脂肪还是皮下脂肪，因此需采用体成分测量设备进行较为精确地评估体脂肪、肌肉量、内脏脂肪面积等。

6. 一般体格检查

注意有无智力发育异常或畸形体征，是否合并黑棘皮症或皮肤紫纹，青春期女孩是否有痤疮和多毛，还包括特发性颅内高压（假性脑瘤）的眼底检查，双下肢或膝关节的压痛和活动范围，甲状腺检查和外周水肿等。

7. 心理和精神健康筛查

肥胖儿童心理健康问题如身体形象障碍、自尊心低下、社会关系受损、高度内化（抑郁和焦虑）以及外化行为问题（多动和攻击性）等风险增加。主要采用临床症状判定法结合量表评估法，对筛查阳性者需谨慎解释结果，建议转诊至心理医学专科配合确诊和干预。

二、化验

除了基本的血尿常规外，对于初诊的肥胖患者，应明确是否为神经、内分泌、代谢性疾病、药物引起的继发性肥胖，如甲状腺功能减退、肾上腺皮质功能亢进等。因此需检查甲状腺激素、皮质醇，对接受糖皮质激素治疗的患者不建议进行皮质醇增多症的相关检查。另外，还需评估是否存在高胰岛素血症、空腹血糖受损、糖耐量受损、糖尿病、脂代谢紊乱、维生素 D 缺乏、骨代谢情况、炎症状态等（表8-1）。以上这些都需要采血化验。

表 8-1　儿童青少年超重肥胖常见并发症及评估标准

常见并发症	检验及说明
空腹血糖受损（mmol/L）	5.6 ≤空腹血糖＜ 7.0，糖负荷后 2 小时血糖＜ 7.8
糖耐量减低（mmol/L）	7.8 ≤糖负荷后 2 小时血糖＜ 11.1
2 型糖尿病（mmol/L）	符合下列其中一条即可诊断为糖尿病：空腹血糖 ≥ 7.0；糖负荷后 2 小时血糖 ≥ 11.1；有糖尿病的症状且随机血糖 ≥ 11.1（如果没有糖尿病典型症状，必须于次日再加以复查才能确诊）；糖化血红蛋白（HbA1c）≥ 6.5%（单独以该指标进行诊断仍有争议，需慎重） 在糖尿病分型时，首先考虑为 1 型糖尿病，有如下线索者提示为 2 型糖尿病：明确的 2 型糖尿病家族史、肥胖、起病缓慢、症状不明显、发病年龄较大、无需使用胰岛素治疗，或存在和胰岛素抵抗相关的表现，如黑棘皮病、高血压、血脂异常、多囊卵巢综合征等
血脂异常（mmol/L）	（1）总胆固醇：＜ 4.42（合适水平），4.42~5.17（临界高值），≥ 5.2（高脂血症）； （2）低密度脂蛋白 - 胆固醇：＜ 2.60（合适水平），2.60~3.37（临界高值），≥ 3.38（高脂血症）； （3）高密度脂蛋白 - 胆固醇：≤ 1.04（低高密度脂蛋白 - 胆固醇血症）； （4）三酰甘油：≥ 1.76（高脂血症）
正常高值血压及高血压	3~17 岁（根据性别、年龄、身高百分位数标准化） 正常高值血压：收缩压和（或）舒张压在第 90~94 百分位数或 ≥ 120/80 mmHg（1mmHg=0.133kPa） 1 级高血压：收缩压和（或）舒张压在第 95~98 百分位 +5mmHg; 2 级高血压：收缩压和（或）舒张压≥第 99 百分位 +5mmHg

（续表）

常见并发症	检验及说明
青春期多囊卵巢综合征	同时符合以下 3 条诊断标准并排除其他疾病： （1）初潮后月经稀发持续至少 2 年或闭经； （2）高雄激素临床表现或高雄激素血症； （3）超声下卵巢 PCOM（指超声下看到一侧或双侧卵巢有 12 个以上直径为 2~9mm 的卵泡，或卵巢体积超过 10mL）
阻塞性睡眠呼吸暂停低通气综合征	如有阳性史，可转诊进行夜间多导睡眠图检查；如果没有，隔夜氧测定法
心理疾病	如果有阳性史，转诊心理健康专家

（一）肥胖相关代谢风险指标

1. 糖代谢

空腹和餐后血糖及胰岛素，口服葡萄糖耐量试验（OGTT），若儿童无法耐受高浓度葡萄糖，可用淡馒头（普通标准面粉制作，加工过程中不额外添加糖、奶制品、 杂粮粉等）代替葡萄糖粉进行 OGTT。标准的 OGTT 流程为清晨空腹抽血后，饮用葡萄糖粉溶解的水 5 分钟内完成，或进食淡馒头 20 分钟内完成，从第一口开始计时，2 小时后再次抽血。

2. 脂代谢系列，需空腹抽血

3. 维生素 D 及骨代谢

明确是否存在维生素 D 缺乏，动态进行骨代谢指标结合骨密度检查可以初步了解患儿的破骨、成骨状态。

4. 炎性因子检测

用于了解肥胖儿童的慢性炎症状态的程度。

（二）性腺功能检查

对怀疑有性早熟的患儿结合体检、超声检查，进一步检测性激素水平，以初步了解发育水平。

三、影像学的辅助检查

1. 超声检查

普通腹部超声可明确是否存在脂肪肝、筛查肾上腺有无器质性病变，也可以同时测量脐周皮下脂肪厚度。有研究应用全息血管硬度分析技术评价内脏脂肪厚度、心外膜脂肪厚度、肝脏前皮下脂肪厚度、肾周脂肪厚度、颈总动脉内－中膜厚度、腹膜前最大脂肪厚度等，认为后两者可作为早期评估肥胖儿童动脉粥样硬化程度的参考指标。

2. 肝脏硬度及脂肪变性定量检测设备

采用肝脏弹性测量技术（VCTE）和肝脏脂肪变性定量诊断技术（CAP），无创、无痛，检测时间短，便于对患者进行长期动态跟踪及随访。

3. DXA 骨密度仪

肥胖可影响骨骼健康，而且肥胖患者维生素 D 水平偏低，影响钙吸收。由于检查对象为生长发育中的儿童、青少年，往往采用无创性的超声检查方法。常见的超声骨密度仪常见探头放置的部位为桡骨、胫骨、跟骨，此类仪器体积较小，操作简便，方便筛查，营养科可考虑配备。

如果超声骨密度显示骨量低下，可以考虑 DXA 进一步测量骨密度，DXA 测量值是世界卫生组织推荐的骨质疏松评估方法，是公认的骨质疏松诊断的金标准。

4. 静息能量测定

为了准确判断肥胖个体的能量消耗，以指导饮食和运动，可测定静息能量消耗（resting energy expenditure，REE）。REE 是指禁食 2 小时以上，在合适的温度下，平卧休息 30 分钟后的能量消耗。一般采用间接测热法的设备，根据吸入和呼出气体中 O_2 和 CO_2 浓度差及潮气量，计算出 VO_2 和 VCO_2，并根据简易 Weir 公式算出 REE：REE（kJ）=（$3.941 \times VO_2 + 1.106 \times VCO_2$）× 4.18，是目前应用较广、准确率较高的一种测定能量消耗的方法。

5. 其他检查

（1）骨龄检测　肥胖儿童可能存在骨龄提前、性早熟的现象，导致成年身高受损，因此对于身高偏矮的肥胖儿童青少年可进行骨龄检测，以指导治疗。传统方法是通过判读左手手掌和手腕骨的X线成像图片来评价儿童青少年骨龄，有一定的辐射伤害且人工读片存在主观性等缺点。目前国内外在开展利用计算机的图像识别等技术，由计算机自动读取手骨发育等级并给出骨龄评价。

（2）乳腺、子宫及双侧附件超声　对怀疑有性早熟的女性肥胖儿童可以进行乳腺、子宫及卵巢的超声，可间接反应下丘脑－垂体－性腺轴是否启动，及早筛查是否存在中枢性性早熟，以指导下一步治疗。

第五节　肥胖档案的建立

儿童肥胖减重是一个长期的过程，因此医疗机构和家长都应该建立一个孩子的减重档案。记录和保存档案有利于动态观察肥胖儿童的随访各指标变化，清晰明了地发现在减重过程中存在的问题，利于后续的饮食指导及运动干预和药物治疗，并可分析档案记录总结肥胖儿童在减重过程中的经验。一般主要包括门诊随访记录单（医务人员记录）、饮食和运动记录单（家长和孩子记录）。

一、门诊随访记录单

门诊随访记录单主要包括基本信息、体格测量、化验和检查、药物使用情况。在基本信息部分记录儿童的一般情况、家庭结构、父母的身高体重（有条件的情况可以为父母进行体成分分析）（表8-2）。体格检查主要记录年龄、身高、体重、腰围、臀围，以及体成分测量的相关指标（表 8-3）。化验和检查部分根据医院情况记录相关指标，如糖代谢、脂代谢、肝肾功能、性激素、超声等（表 8-4）。药物使用则是针对肥胖和相关并发症所开出的药物（表 8-5）。

表 8-2　儿童肥胖门诊随访记录单

No.

基本信息：

姓名_____　性别_____　出生年月_____　出生体重_____kg　胎龄_____w

分娩方式_____　是否独生____　兄弟 / 姐妹：年龄____岁，身高___cm，体重___kg

母乳喂养时间_____母亲孕前体重_____孕前 BMI_____　孕期体重增长_____

看电视、电脑、手机（视屏时间）_____hr/d　开始发胖年龄_____岁

体育活动时间_____　户外活动时间_____

居住地（本市 / 外省）_____

家庭结构：核心家庭 / 主干家庭　联系电话_____

父年龄_____岁　身高_____cm　体重_____kg　BMI_____　疾病_____

母年龄_____岁　身高_____cm　体重_____kg　BMI_____　疾病_____

门诊初步诊断：_____

表 8-3　体格测量登记表

日期	年龄	身高	体重	血压	BMI	骨骼肌	体脂肪	腰臀比（测量）	腰身比（测量）	肥胖程度

表 8-4　化验和检查结果

项目 / 日期					
碱性磷酸酶（ALP）					
丙氨酸氨基转移酶（ALT）					
天冬氨酸氨基转移酶（AST）					
直接胆红素（DBIL）					
总胆红素（TBIL）					
γ-谷氨酰转肽酶（GGT）					
总胆固醇（TC）					
三酰甘油（TG）					
高密度脂蛋白（HDL-C）					
低密度脂蛋白（LDL-C）					
尿酸（UA）					
空腹葡萄糖					
餐后 2 小时葡萄糖					
空腹胰岛素					
餐后 2 小时胰岛素					
黄体生成素 / 卵泡刺激素（LH/FSH）					
催乳素（PRL）					
睾酮					
雌二醇（E2）					
Ⅰ型羧基端肽 β 特殊序列（β-CTX）					
25- 羟维生素 D					
骨钙素					
总Ⅰ型前胶原氨基末端肽（总 PINP）					
甲状旁腺激素（PTH）					

（续表）

项目/日期					
颈动脉超声和肥胖专项超声					
肝脏硬度					
骨龄					
白细胞介素-6（IL-6）					
肿瘤坏死因子-α（TNF-α）					

表 8-5　药物使用情况

起止日期	药物名称	用法用量	结束日期	备注

二、饮食和运动记录表

饮食和运动记录表主要包括家庭基本情况、能量和营养素摄入情况、运动情况。在家庭基本情况部分，记录家庭的烹调情况，尤其注意油、糖、盐的消耗情况（表 8-6）。在能量和营养素摄入情况的部分，主要记录能量、三大营养素的量和比例、其他营养素，以及摄入这些食物后的自我感觉（饥饿、正常等）（表 8-7）。在运动部分，可记录不同运动形式的运动时间、运动频率，以及运动后的感觉（可耐受，非常疲劳等）（表 8-8）。

表 8-6　饮食记录表

家庭基本情况：

家中主要烹调者_____　家中就餐人数_____　烹调油消耗_____　斤 / 月

白糖消耗_____　斤 / 月　外出用餐次数_____　次 / 月　喜欢_____餐馆

平均每人消费额约_____元　正餐速度（min/ 餐）_____　零食特点_____

父亲学历_____　祖父 / 外公的学历_____

母亲学历_____　祖母 / 外婆的学历_____

No_____P

表 8-7　能量和营养素摄入情况

日期	能量摄入（kJ/kg）	蛋白质（g，%）	脂肪（g，%）	碳水化合物（g，%）	其他营养素	自我感觉

表 8-8　运动情况

日期段	形式 1/ 时间 / 次（周）	形式 2/ 时间 / 次（周）	形式 3/ 时间 / 次（周）	自我感觉

注：自我感觉（强度）：1.很轻松（低）；2.很轻松到尚且轻松（较低）；3.尚且轻松到有些吃力（中等）；4.有些吃力到很吃力（较大）；5.很吃力（大）。

第九章

儿童青少年肥胖的管理和治疗

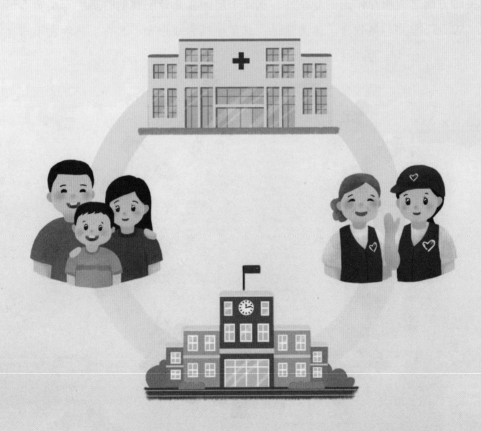

第一节 儿童青少年肥胖的营养干预

儿童肥胖是一种受遗传和行为因素影响的多方面、多层次的代谢紊乱性疾病，所以治疗的策略仍然存在争议，目前一般采用营养、体力活动和教育干预的综合策略。儿童肥胖的复杂性导致了广泛的个体差异，这也突出了以儿童为中心，给予具体方法的重要性，个体化的干预措施有利于儿童肥胖的管理。

当前，4W（"What""When""Who"和"Where"）的模型有助于描述儿童肥胖管理各个模块之间复杂的相互作用（图9-1），该模型描述了4个关键方面之间相互作用的复杂性，这4个层面在儿童肥胖的管理中至关重要。

"What"是指包括饮食、体力活动、其他生活方式干预、教育、药物和手术在

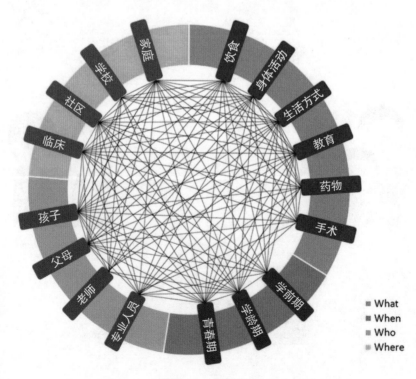

图9-1 4W模型

内的组成部分。"When"代表不同的目标年龄组（包括学龄前期、学龄期和青春期）。"Who"代表相关人群，如儿童、家长、教师和专家。最后，"Where"指定不同的场所，包括家庭、学校、社区和诊所。

Mohamad Motevalli 教授等考虑到儿童肥胖症病因和治疗中的复杂性，在 2021 年 的 一 篇 综 述 中 提 出 了 EPITCO 模 型（etiology-based personalized intervention strategy targeting childhood obesity）。EPITCO 模型强调，针对儿童肥胖症的个性化治疗计划的设计，需要通过评估各种因素，来了解儿童超重肥胖的原因，才能更好地进行系统性的治疗（图 9-2）。EPITCO 模型为我们提供了一个完整的治疗步骤，有助于更好地理解与儿童肥胖相关的各种因素之间的相互作用，从而提高干预的效果。此外，我们还可以发现，这里需要儿童、家长、医务人员的共同合作，才能达到更好的减重效果。

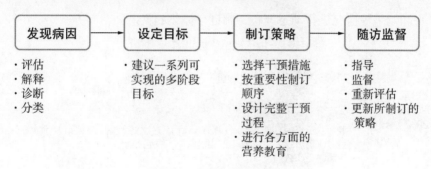

图 9-2 EPITCO 模型

一、膳食模式

对于儿童青少年肥胖的营养治疗，我们应该考虑的不仅是局限于限制每日膳食中的能量摄入，而是需要关注更为健康的食物选择，构建合理的膳食模式。这种膳食模式应该限制添加糖、精制谷物、甜饮料、快餐、高热量零食和高脂肪加工食品，同时增加包括全谷类、蔬菜、水果和坚果的摄入频率。植物性饮食带来的与体重相关的益处可归因于总热量摄入的减少以及较高的食物热效应导致的餐后能量消耗的增加。另外，以植物为基础的膳食模式会带来心血管保护和肠道健康的有利改变，也都与体重的进一步改善有关。提高儿童及其父母的健康膳食素养知识（尤其是在农业、食品工业、食品安全、烹饪及能量平衡、营养和饮食等方面的理论知识）有助于促进可持续的改善，加快建立健康的膳食模式。在此基础上，不建议规定或推荐任何单一的膳食是适合所有肥胖儿童青少年的。针对超重和肥胖儿童青少年的理想膳食模式应该是安全、有效、营养充足的，并且在文化上可接受和经济上可承受的。

相较于使用过度的限制饮食模式而言，相对选择摄入足够的全谷物、牛奶及乳制品，以及富含维生素和矿物质的水果和蔬菜的均衡膳食模式，可在保障儿童青少年健康生长发育的同时，又能控制和改善其超重肥胖程度。

因此，我们设计和制订了5024kJ、5860kJ、6700kJ三个能量梯度相对均衡的食谱，分别适用于8~10岁、11~14岁、14~18岁儿童青少年的减重需求（表9-1）。当然，在实际实施过程中，还需要定期前往临床营养科，在营养师和医生的专业指导下，根据超重和肥胖患儿的年龄、体格发育情况、饮食习惯、活动水平和效果等情况进行动态调整，制订个体化的食谱和营养方案。

表9-1 三个能量梯度膳食食谱

5024kJ（蛋白质55g占18%，脂肪38g占29%，碳水化合物160g占53%）	**早餐：** 馒头（50g）；鸡蛋（1个）；低脂牛奶（250mL） **午餐：** 面条（干，70g）；青椒肉丝（青椒25g，猪腿肉50g）；青菜蘑菇（青菜200g，蘑菇50g） **午点：** 苹果（200g） **晚餐：** 二米饭（粳米40g，黑米20g）；盐水虾（基围虾75g）；清炒豇豆（豇豆100g）；白菜香菇（白菜100g，香菇50g） 烹调油20g/d
5860kJ（蛋白质70g占20%，脂肪39g占25%，碳水化合物194g占55%）	**早餐：** 三明治（全麦面包80g，番茄40g，黄瓜40g，煎蛋半个）；低脂牛奶（250mL） **午餐：** 南瓜饭（粳米50g，南瓜30g）；豆腐虾仁（豆腐100g，虾仁50g）；西蓝花胡萝卜（西蓝花100g，胡萝卜25g）；清炒四季豆（四季豆150g） **午点：** 梨（250g） **晚餐：** 小米饭（粳米50g，小米30g）；盐水牛肉（牛腿肉75g）；西芹木耳（西芹100g，干木耳2g）；清炒鸡毛菜（鸡毛菜100g） 烹调油24g/d
6700kJ（蛋白质81g占20%，脂肪51g占29%，碳水化合物204g占51%）	**早餐：** 菜肉包（1个，90~100g）；鸡蛋（1个）；低脂牛奶（250mL） **午餐：** 白米饭（粳米50g）；玉米段（150g）；清蒸鲳鱼（鲳鱼100g）；清炒卷心菜（卷心菜100g）；西葫芦胡萝卜（西葫芦150g，胡萝卜25g） **午点：** 无糖酸奶（100mL）；桃（100g） **晚餐：** 燕麦饭（粳米70g，燕麦15g）；双椒鸡丁（鸡胸50g，彩椒50g）；茭白肉丝（茭白100g，猪里脊50g）；凉拌菠菜（菠菜150g） 烹调油24g/d

　　对于传统膳食模式减重不成功，伴有合并症或者严重肥胖的青少年，一些新的膳食干预措施可暂时作为一种替代治疗方法。但目前的证据并不能证明一种方法一定优于另一种方法，需要适应不同青少年及其家庭的不同需求及偏好，联合多学科专业人士进行综合干预措施。在严格的医学监管下，可选择性地参考以下三种膳食模式：极低能量膳食（very low energy diet，VLED）、低碳水化合物膳食（low carbohydrate diet）及间歇性能量限制膳食（intermittent energy restriction，IER）（表 9-2）。

　　但是需要注意的是，这三种膳食模式仅在少数儿童青少年中使用过，并且干预时间均不长；同时，我国暂时没有指南或者共识推荐儿童青少年使用此三种饮食模式。所以，对于是否使用该三种膳食模式，应首先经医生和营养师的评估后再进行选择。若采用任何一种膳食模式，都需要严密监测儿童的耐受情况，不建议自行选择，需要寻求医生和营养师的建议。

表 9-2　三种膳食模式干预措施的特点

膳食模式名称	在青少年中试验的饮食方案	注意事项
极低能量膳食 Very low energy diet（VLED）	< 3350kJ，使用配方的全膳食替代产品和（或）基于食物的补充维生素和（或）矿物质的计划，以确保营养充足。旨在诱导脂肪酸氧化为能量和酮症，以减少食欲	（1）青少年使用现代 VLED 产品的证据有限。干预时间最长 24 周，最长随访 14.5 个月 （2）用作 8~16 周的短期干预。可能有助于治疗有缓解可能的 2 型糖尿病 （3）VLED 产品可能需要额外补充以达到营养充足。青少年心理社会结果的有限证据 （4）挑战：没有酮症的饥饿；使用以食物为基础的计划时，难以达到营养充足，需要考虑个体的蛋白质需求；使用配方产品时难以满足的特殊饮食；购买 VLED 产品的成本 （5）由受过营养培训的保健专业人员实施干预
低碳水化合物膳食 low carbohydrate diet	< 60g/d 或 < 20% 的能量来自碳水化合物、规定能量或随意能量、脂肪和蛋白质。目的是诱发酮症	（1）青少年中中度证据（最长干预时间为 12 个月，最长随访时间为 15 个月）。可能对患有胰岛素抵抗或非酒精性脂肪性肝病的青少年有用 （2）理论上膳食计划能保证营养充足性，但是还没有在实践中进行测试。青少年心理社会结果的证据有限 （3）挑战：需要精心计划膳食以满足微量营养素需求；坚持可能会受到有限的食物选择的影响 （4）由受过营养培训的医疗保健专业人员进行干预

（续表）

膳食模式名称	在青少年中试验的饮食方案	注意事项
间歇性能量限制膳食 Intermittent energy restriction（IER）	能量限制与正常/健康饮食交替出现（1）4：3方法（4天/周的规定健康饮食，3天/周的基于食物或VLED产品提供2512~2930kJ）（2）限时进食（16小时隔夜禁食，白天8小时进食期；3~5天/周）	（1）青少年中研究数据有限，仅有一项研究（2）理论上膳食计划能保证营养充足性，但是还没有在实践中论证。青少年心理社会结果的证据有限（3）挑战：能量限制期间的饥饿；在能量受限的日子里，实现规律的用餐时间（4）由受过营养培训的保健专业人员实施干预

二、非能量重要营养素

（一）膳食纤维

美国医学研究所将膳食纤维定义为植物中固有且完整的不可消化的碳水化合物和木质素，包括植物非淀粉多糖（如纤维素、果胶、树胶、半纤维素、β-葡聚糖等）、植物碳水化合物（如菊粉、低聚糖和果聚糖）和一些抗性淀粉。

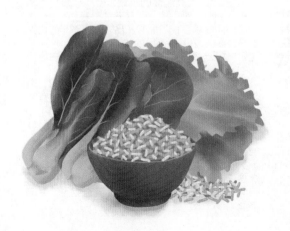

相关研究显示，增加膳食纤维摄入量有助于降低成年人的体重，有趣的是，谷物中的膳食纤维（非水果或蔬菜）摄入与体重显著降低相关。同样在儿童中，与全谷物摄入相关的超重或肥胖风险降低也是由谷物中的膳食纤维含量驱动的。在一项英国儿童的研究中发现，缺乏膳食纤维与较高的肥胖率有关。该研究还观察到，在 5 岁及 7 岁时处于脂肪质量指数（FMI）前五分位的儿童中，发现摄入较高膳食纤维的儿童，随访至 9 岁时体重较对照儿童分别下降 0.28kg 及 0.15kg。而在我国的一项研究中，每天额外补充膳食纤维 12~18g（主要来源为黄豆皮等制作的各种纤维素食品）的儿童，10 天后进食量较正常饮食的儿童显著减少，2 个月后膳食纤维组的空腹胰岛素、三酰甘油、胆固醇都显著下降。

中国营养学会在《中国居民膳食营养素参考摄入量（2023 版）》中，根据居民的不同年龄段提出了不同的食物纤维的推荐摄入量（表 9-3）。对于儿童青少年特别是超重肥胖的人群中，是否需要额外添加膳食纤维制品来辅助减重需要进一步的研究，但是增加全谷物摄入以增加膳食纤维量，在制订儿童青少年减重食谱及日常饮食指导中，是值得推荐的。

表 9-3　不同年龄膳食纤维适宜摄入量

年龄（岁）	膳食纤维（g/d）
0~	–
0.5~	–
1~	5~10
4~	10~15
7~	15~20
12~	20~25
15~	25~30
18~	25~30

（二）维生素（维生素 A、维生素 D、维生素 E）

与肥胖成年人类似，肥胖儿童比正常儿童表现出更高程度的氧化应激，这与肥胖者血浆抗氧化维生素水平和抗氧化能力降低有关。所以，抗氧化维生素和类胡萝卜素可能是治疗和预防肥胖和肥胖相关疾病的关键因素。

维生素 A 和类胡萝卜素具有抗炎特性和抗氧化作用。有研究表明，维生素

A 和 β– 胡萝卜素是人体脂肪储备的重要调节因子，从维生素 A 和 β– 胡萝卜素中提取的视黄酸会参与脂肪生成转录因子的表达。

维生素 E 也是脂溶性维生素，具有很高的抗氧化能力。有研究表明，脂溶性抗氧化维生素和类胡萝卜素血浆水平的增加可用于治疗儿童肥胖症，除了脂质校正的 β– 胡萝卜素和番茄红素血浆水平与体重减轻有关外，α– 生育酚水平同样与较多的体重减轻有关。

多项研究发现，肥胖人群血清维生素 D 水平显著低于非肥胖组。儿童维生素 D 缺乏与代谢不良的标志物相关，如伴随着血压升高和空腹血糖浓度升高，以及增加全身炎症和心脏代谢危险的风险。在对维生素 D 缺乏的超重和肥胖儿童中补充维生素 D_3 后，虽然儿童体重、体脂肪、腰围等无明显改善，但随着血液中 25–（OH）D 浓度增加，使得血压和空腹血糖浓度降低，胰岛素敏感性也有所改善。

在推荐增加相关维生素摄入时，特别是在超重肥胖儿童青少年中，不仅要考虑年龄因素，也要考虑其体型，但目前尚未有明确单位体重的维生素推荐量。所以在超重肥胖治疗中，是否需要在饮食外额外补充及补充的剂量如何确定，还有待进一步研究。但在儿童青少年肥胖的初诊和后续治疗的随访中，对于维生素水平的监测是有必要的，需要动态监测其水平并且结合其日常饮食，来调整营养治疗的方案，并根据检查结果评估是否需要服用维生素补充剂。

（三）常量元素及微量元素

有关单纯性肥胖人群常量元素及微量元素水平的流行病学调查结果显示，各类元素（钙、铁、锌、铜等）的水平尚不一致，这可能与研究对象间的差别有关，也受到肥胖人群年龄、遗传、地域、饮食习惯及肥胖程度等影响。

目前暂无证据等级较高的研究证明，补充何种常量元素及微量元素能辅助治疗儿童青少年超重肥胖，但是在实际营养治疗过程中，对于部分严重挑食偏食的儿童青少年，结合实验室检查，在医生和营养师的指导下，针对性地补充常量及微量元素是有必要的。

三、饮食行为及习惯纠正

在之前的章节，我们提到引起儿童青少年超重肥胖的危险因素中，不良的饮食行为及习惯占了很大的比例。比如进食速度过快（这类儿童青少年发生超重肥胖的风险是其他儿童的 1.8 倍），不吃早餐或者没有固定早餐习惯，长时间的屏幕暴露（电子产品）等。

其实，推荐家庭共同就餐、控制就餐速度、规律就餐时间点对于培养良好的饮食行为习惯是有益处的。在对儿童青少年实施营养干预前，先进行详细的饮食行为及习惯调查至关重要，这样更能有效地准确识别个体中的具体不良行为和习惯，从而能针对性地采取干预措施，保证营养治疗的有效性。

第二节　儿童青少年肥胖的药物治疗

儿童青少年一旦发生肥胖，通常处理的重点在筛查原因，制订健康的饮食、活动计划和改变环境等方面应严格限制减重药物在儿童青少年肥胖症中的使用，仅在强化生活方式改变计划未能限制肥胖儿童 BMI 上升或合并症未能得到有效改善的情况下，才考虑对肥胖儿童青少年进行药物辅助治疗。

目前用于治疗肥胖症且安全有效的药物非常有限，不良反应也很常见。国内获准临床应用的减肥药物目前只有奥利司他（orlistat），这是一种胃肠道胰脂酶抑制药，可抑制脂肪的肠道吸收和利用。儿童用药更为严格，奥利司他目前仅用于 18 岁及以上的成人肥胖和体重超重患者的治疗，禁用于儿童。

二甲双胍是治疗 2 型糖尿病的一线药物，在降血糖的同时，具有减轻体重的作用，其机制可能包括增加瘦素敏感性；可降低基础胰岛素和负荷后胰岛素水平抑制食欲，减少能量摄入。2016 年美国临床内分泌医师学会联合美国内分泌学院（AACE/ACE）发布的肥胖管理指南建议：二甲双胍可以作为代谢并发症高危患者或肥胖后遗症患者的辅助治疗，用于对生活方式干预或其他减肥药物无反应且有糖尿病前期症状或胰岛素抵抗的肥胖患者。作为首款获批准用于儿童糖尿病治疗的药物，二甲双胍在某些地区也被使用在伴有胰岛素抵抗的肥胖儿童中。对于肥胖相关疾病，如脂肪肝、高尿酸血症、高血脂、高血压等疾病的用药，需要在专科医生和营养科医生的共同评估下，选择合适的药物。

第三节 儿童青少年肥胖的心理行为管理

一、肥胖儿童心理行为问题及形成的原因

儿童时期的肥胖不仅会影响孩子的生长发育、运动能力及智力发育，而且成年后肥胖的患病率也会大大增加，同时也明显影响儿童的心理、行为和认知。肥胖儿童常因为体型、行动问题遭到同伴们的嘲笑，久而久之，极易出现自卑、脾气暴躁、社交焦虑、抑郁等心理问题，有些肥胖儿童甚至会出现害怕上学、害怕出门、绝食等行为。

随着年龄的增长，肥胖儿童心理问题还有可能进一步加重，并且长期伴随，甚至影响孩子的一生。因此，关注肥胖儿童心理行为问题是儿童自身、家长、老师、医务人员等群体的"重要课程"。

（一）肥胖儿童心理行为问题

由于肥胖儿童大多是单纯性肥胖且目前单纯性肥胖研究较多，我们这里指的"肥胖儿童"是特指"单纯性肥胖儿童"，"肥胖儿童的心理行为问题"也特指"单纯性肥胖儿童心理行为问题"。

研究报道，肥胖儿童心理行为问题发生率明显高于正常体重儿童，常见心理行为问题主要有不自信、自卑、烦躁易怒、情绪不稳定、注意力分散、害怕被人取笑、过度担心自己的形象不佳、孤僻、退缩、不喜欢社交、不喜欢集体活动，自我评价较低等，甚至有些肥胖儿童或青少年有焦虑、抑郁、强迫症状、恐怖、心理问题躯体化、敌对、偏执及精神病性（如双相情感障碍）等心理问题和暴饮暴食、重度节食等行为问题。

下面对常见的心理行为问题进行简单的介绍。

1. 焦虑

焦虑是对未来产生威胁和不幸的忧虑预期，无明确客观对象的担心，并伴随着紧张、烦躁不安，或一定的身体症状（如心悸、手抖、出汗、尿频及坐立不安等）。短暂的焦虑是正常现象，如果焦虑过于严重或与客观事实或处境明显不符，或持续时间过长，则可能为病理性的焦虑。肥胖儿童可能会因为外在形象而担心不受欢迎，或担心其他人因为自己肥胖而拒绝接纳自己，不想社交，不愿参加集体活动，更不敢表现自己等。这个问题不解决，正常的焦虑情绪可能会转为病理性的焦虑，严重影响肥胖儿童的身心健康和社会适应能力。

2. 抑郁

表现为连续且长期的心情低落，患者有可能因为现实生活过得不开心，长时间的情绪消沉，常常只想躺在床上，什么都不想动；情绪可能从一开始的闷闷不乐到最后的悲痛欲绝，常有极度自卑、痛苦情绪，有明显的焦虑感；严重时会产生悲观、厌世的想法，自己感觉活着每一天都是在绝望地折磨自己，甚至有自杀倾向和自残、自杀行为；一部分严重抑郁患者可能会出现幻觉、妄想、思维紊乱、言语紊乱等精神分裂症状；同时，患者也会有一定的躯体化症状，如胸闷、气短等表现。抑郁症每次发作至少持续 2 周，有些患者甚至持续 1 年或数年，大多数病例有复发的倾向，抑郁症给患者自身、家庭、社会带来了极大的负面影响。

3. 强迫思维和强迫行为

强迫思维和强迫行为是一种顽固地反复出现，难以控制的症状和行为。常见的强迫思维有以下几点。

（1）强迫联想　反复联想不幸的事件，即使可能此事件没有发生或不可能发生，却不能克制联想，并能激起患者情绪紧张和恐惧。例如反复联想路上可能会发生车祸，想象车祸的严重程度，反复担心同学、家人们迫害自己等。

（2）强迫回忆　反复回忆之前发生做过的无关紧要或鸡毛蒜皮的小事，自己明知无任何意义，却不能克制，患者认为必须反复回忆，比如回忆自己今天路过了几个红绿灯，每个红灯持续多少秒；老师今天戴没戴手表，今天语文课用橡皮擦擦了几遍等。

（3）强迫疑虑　反复怀疑自己的行动或语言是否正确，反复回想行动是否实施，反复回忆题目有没有书写，早餐吃没吃鸡蛋等；或是如反复怀疑书本是否带齐，一遍遍地检查，有时甚至要检查十几遍甚至数十遍，要通过反复确认才能感到安心，不然则会焦虑不安。

（4）强迫性穷思竭虑　患者会对自然现象或日常生活、工作、学习中的事情反复思考，甚至明知道答案、原理，仍然反复思考，明知此举毫无意义，却不能克制。例如，反复思考房子为什么朝南而不朝北，人为什么要学习，人为什么要吃饭，自行车为什么能骑等。

（5）强迫对立思维　两种对立的词句或概念反复在脑中相继出现，患者自己不能控制此思维，会感到十分苦恼。例如说到"好人"时即想到"坏人"，说到"白色"会想到"黑色"，说到"水"会想到"火"，说到"美丽"会想到"丑陋"等。

4. 心理问题躯体化

有一些抑郁症或者焦虑症患者会感觉头痛、背痛、腹痛等，尤其是在压力大或焦虑、抑郁急性发作时更为明显，无压力、无焦虑或无抑郁情绪时疼痛感消失。然而在医院就诊并进行全方位检查后，无明显的器质性病变发现，或仅有较轻微的疾病而此疾病程度通常不会引起如此严重的临床表现，也可能是心理问题躯体化。如有一些肥胖孩子遇到上台表演时，压力大，怕自己形象不好，或者代表集体参加体育赛事，生怕自己因为肥胖被别人看不起，压力陡增，会出现头痛、胃痛、呕吐、腹泻、胸闷等表现，去医院检查无明显器质性原因，上台表演成功后或赢得比赛后症状自动消失，这可能是心理问题躯体化的表现。

5. 敌对情绪

当感受到来自他人的轻视、指责或伤害时，有些人会产生明显的敌对心理，敌对心理常见于存在性格缺陷或性格敏感、多疑的人群，有一些内向者，或者自己对他人不满、厌恶的患者也可能会出现敌对心理。严重的敌对心理常伴有情感障碍，比如对周围一切漠不关心、冷漠，时常胡思乱想，也会有较激烈的情绪，有时一件微不足道的事也会使患者变得烦恼、暴躁。由于患者常常对其他人产生敌对心理，因此患者的人际关系较差，没有关系密切的朋友、同学等，甚至和老师、家长的关系也很差。

有些肥胖儿童会有偏执情绪或偏执心理，日常生活中对待挫折难以接受，对待拒绝也过分敏感，容易记仇，不容易原谅别人，有时会把别人无敌意的行为理解为别人对其有敌意，并且常常猜忌自己的朋友、家人，以自己的利益为最大化，将自己看得过分重要，并且总觉得被别人看不起而对其他人有敌意。例如，上课时同学们一起举手回答问题，该患儿非常想回答，但是老师让另一名同学回答了问题，答案和该患儿的相似，该患儿则有可能认为该老师对他有敌意，从此记恨该老师，而不顾及上一堂课老师也让该患儿回答问题的事实。

（二）肥胖儿童心理行为问题产生的原因

随着我国社会经济快速发展，民众的生活水平逐步提高，儿童青少年的饮食结构也发生了明显变化，家长尤其是家中老人常常给儿童提供各种各样高热量、高糖的食物，且多数肥胖儿童存在不良饮食习惯，导致儿童摄入过多热量，同时随着学业压力增大，体力活动减少、睡眠时间减少，极易出现肥胖。

随着肥胖儿童体重或体脂增加，孩子逐渐认识到自己的体型与正常儿童的不同，面对同学、朋友有意或无意的调侃，儿童容易出现自卑、消极、焦虑等心理问题。然而家长多注重于孩子的学业而轻视其肥胖的情况，或仅重视肥胖儿童的体重而无法引导其正确控制体重，忽略了儿童心理状况，导致儿童未得到及时的心理疏导，使得轻度的情绪问题日积月累转变为严重的心理问题。

在学校学习生活中，尤其是住校的孩子，家长无法控制饮食，高油、高糖食物易过量进食，加重肥胖；孩子常常因活动不便，在学校遭受歧视、冷落、排斥及嘲笑，严重挫伤其自尊心，导致其产生自卑、抑郁等心理，面对家长及老师的关心也产生回避的情绪和行为，还会造成儿童对周围社交人群出现敌对、不信任等表现，抗拒参加集体活动及体育锻炼，从而更加肥胖，形成恶性循环。

二、肥胖儿童心理行为问题筛查

目前针对儿童心理问题的筛查及诊断量表众多，不同心理行为问题的量表各有侧重。由于儿童心理行为问题具有异质性，针对肥胖儿童青少年常见的心理行为问题，我们参考了中文 Spence 儿童焦虑量表－简版（the Chinese Version of Spence Children's Anxiety Scale–Short Version，SCAS–S）、儿童抑郁量表（Children's Depression Inventory，CDI）、美国精神障碍诊断与统计手册（第 5 版）（Diagnostic and Statistical Manual of Mental Disorders，DSM–5，5th Edition）、注意力缺陷多动障碍评定量表（Swanson，Nolan and Pelham – Ⅳ rating scales，SNAP – Ⅳ）等多种权威心理行为评估量表，提取其中针对肥胖儿童青少年发生率较高的一些心理行为现象，组成了下列肥胖儿童心理行为筛查问题，以便家长和老师能及时发现肥胖儿童的相关心理行为问题。

然而，由于个体化差异，不同的儿童青少年肥胖可能出现的心理行为问题众多、种类各不相同且严重程度不同，目前临床上对于评估和诊断各种心理行为问题的方式均不相同且数量较多，甚是复杂，需要经过专业化培训的心理科医生经过复杂、严格的评估后予以诊断。

　　因此，很难通过一张简单的"万能测试表"判断孩子是否存在某种心理行为问题且判断严重程度。因此，如果孩子出现了下列问题中的一项或几项，建议家长携带儿童前往权威机构的儿童行为发育保健科、临床心理科和临床营养科就诊，经过综合评估后评判孩子是否存在相应的心理行为问题，并寻求个体化预防措施或干预方式，以免贻误病情，影响孩子的身心健康。

肥胖儿童心理行为筛查问题

（1）比同龄同性别的小孩普遍偏胖，并为此十分苦恼。

（2）不自信，上课不敢举手发言，生怕回答问题出错。

（3）脾气不好，经常烦躁、发怒，有时会在地上打滚哭吵。

（4）控制不了情绪，经常发飙，大喊大叫。

（5）上课不注意听讲，经常走神，控制不了自己。

（6）在课堂上走来走去，经常插话，经常丢橡皮、本子、笔，书包很乱。

（7）害怕自己被人取笑，不让别人讲他/她的缺点，讲他/她的优点有时不敢承认。

（8）担心自己肥胖交不到好朋友。

（9）感觉大家都对自己有敌意，故意找自己的茬。

（10）感觉自己在学校受到了同学、老师等人的欺负。

（11）一个好朋友都没有，觉得自己不会有好朋友了。

（12）没有人真正理解自己，感到非常孤独。

（13）只有在游戏里才会快乐。

（14）不喜欢社交，不想参与集体活动。

（15）自己觉得自己很差，什么任务都无法完成。

（16）家里或学校有人喊我"肥猪""胖猪"或"丑八怪"等。

（17）家里或学校里有人打得我鼻青脸肿或伤痕累累。

（18）家里或学校里有人用皮带、绳子、木板或其他硬东西惩罚我。

（19）一到考试压力非常大，无法入睡，无法集中精力学习。

（20）总觉得有坏事发生在自己或朋友或家人身上。

（21）担心自己学校功课会做得很差。

（22）担心父母会离开自己，用各种方法让父母留在自己身边。

（23）无缘无故觉得自己好像透不过气来。

（24）脑子里似乎总有一些不好的或愚蠢的想法，自己无法摆脱。

（25）无缘无故地开始颤抖或发抖，自己不能控制。

（26）没有原因的情况下突然间感到非常恐慌。

（27）经常感到不高兴，常常只想躺在床上，什么都不想做，饭也不想吃。

（28）感觉活着每一天都是折磨。

（29）经常回忆让自己丢脸的事情。

（30）每天洗手很多次，睡觉前必须按照自己的流程顺序完成睡前准备，不然无法入睡。

（31）每天必须走同一条路上学，不然会害怕、焦虑。

（32）每天检查书本带没带，拉链拉没拉，是否锁门，即使已经确认过十几遍仍然需要重新检查。

（33）每到考试就会头痛、胃痛、拉肚子等，考试结束后症状马上消失。

（34）觉得每个人对自己都有敌意，无论是否有心或无意，都是针对自己的，世界上没有一个好人。

（35）自己应该是世界的中心，大家都应该围着自己转，老师、同学都不能去和自己不喜欢的人接触。

（36）有时候精力非常旺盛，有用不完的力气，1~2天不睡觉依然精神百倍；有时候却对任何事情都不感兴趣，觉得人生没有意义。两种状态经常变换，自己感觉非常苦恼。

（37）只有吃很多东西的时候才开心，哪怕已经吃撑了，还是要吃很多。但吃完就后悔，会促使自己把吃过的食物再吐出来。

（38）家里或学校里有人向我说过刻薄或侮辱性的话。

（39）我觉得自己受到了躯体虐待。

（40）总觉得别人在跟我作对。

（41）总是感到大多数人都不可信任。

（42）经常与人争论、抬杠。

（43）当我心情低落时，常常不愿向其他人倾诉。

（44）无论我遇到什么困难，不想去求助别人。

（45）任何人有事情请我帮忙，我都不会去帮他。

（46）别人总是想看我的笑话。

（47）总觉得极致的瘦才最美，要肋骨突出来才好看。

（48）我太胖了，体育成绩不好，我怕别人嘲笑我不行，反正我运动减不下去肥，索性我就不运动了，去运动也会招人嘲笑。

家长和孩子可根据最近2周至1个月的情况作答，如发现孩子有上述的表现，经劝导、教育后仍无法纠正，建议及早带孩子去正规医院就诊，寻求心理医生的帮助，这将对孩子的身心发展有极为重要的作用。

三、肥胖儿童心理行为问题管理

肥胖症与遗传、饮食习惯、行为、运动、神经精神相关，肥胖症的管理需要综合患者的易胖因素，采取饮食、运动、药物、心理和其他治疗方式等进行综合干预。肥胖儿童心理行为问题发生率较高，且他们心智不成熟，轻度的心理行为问题不加干预，极易发展为较为严重的心理行为问题，影响他们的心理健康和发展，因此，早期对肥胖儿童进行科学有效的心理干预十分重要。

心理干预应根据肥胖儿童的情况，使用个体化的治疗方案。在心理干预前，还需要全面地评估他们的身体情况、饮食现状、运动情况、生活方式、家庭氛围等。对于继发性肥胖症儿童，首先应该做的是积极治疗原发病，等到病情好转或稳定后再辅以心理干预；而单纯性肥胖症儿童则应该尽早接受心理干预。由于个体不同，在这里结合营养学、心理学给出一些针对肥胖儿童的心理行为问题的管理建议，具体且个体化的心理干预，应在心理科医生的指导下开展。

（一）家庭干预

父母的经济水平、饮食习惯、营养观念、运动观念、生活方式会直接影响子女，家庭对于儿童的个人生活习惯、膳食结构、身心发展至关重要。肥胖儿童的家庭干预是以家庭为单位，全家动员的一种心理干预模式，此模式可以更好地帮助包括肥胖儿童在内的全家人建立良好的生活方式、建立健全儿童的"心理城墙"，帮助孩子们及时地认识到情绪、心理变化，并引导他们向正确的道路前进。

1. 及时发现心理行为问题

增加对肥胖儿童心理行为问题的关注，家长通过了解、学习肥胖儿童常见的心理行为问题，及时发现孩子的情绪变化和微小的心理行为问题，及时就医，进行专业的干预。

2. 鼓励与支持

肥胖儿童常常比较敏感，容易胡思乱想，内心也相对脆弱，家长要给予孩子更多的鼓励和支持，仔细倾听其诉求，积极赞同其想法和决定，要对孩子充满信心，让其能够坚信自己有能力应对各种事情。可以积极鼓励肥胖儿童参加各种集体活动，鼓励孩子充分展现自己的才能和优势，并与孩子一起对结果进行分析，给予儿童持续稳定的心理支持，及时发现其微小的进步并给予充分的肯定，通过一个个微小的进步帮助孩子逐步建立自信心，逐渐克服自卑感。

3. 学习宣泄压力

家长要引导孩子找到合适的宣泄情绪和压力的机会和方法，告诉他们在什么情况可以做什么事情，帮助他们疏导内心的负面情绪。例如，发现孩子心情低落时，可以询问孩子苦恼的原因，通过劝导、运动、写信、做家务、唱歌、看书、睡觉、逛街等方式及时宣泄情绪。如果无法发泄，可以通过一些健康的发泄方式发泄情绪。例如，在非常愤怒时，可选择在床上撒泼、发出埋怨声、大跳、跺脚、打空气拳、埋头大叫、对着玩具说出想说的话、捶枕头等方式发泄愤怒。待孩子情绪好转或稳定时，与孩子一起分析此次情绪发生的原因及解决方法，逐步教会孩子如何发现不好的情绪并如何处理它们。当然，若情况无好转，应带孩子到医院心理科就诊，接受专业的指导。

4. 有选择性地倾听

在和孩子沟通交流过程中，家长要学会关注重点，可以适当忽略一些闲聊无重点的部分，当谈论孩子目前的困难、情绪、不满时，可以仔细聆听，并给予充分回应，帮助其分析问题，引导其走出误区。

5. 形成乐观的心态

首先家长在生活中要有乐观的心态，遇到困难以积极乐观的方式解决问题，以身作则，引导孩子养成乐观的心态，凡事往好的方面想，往积极的方面思考，逐步引导孩子对生活充满希望，对未来充满信心，积极投入到学习与工作当中。比如，面对孩子不敢上体育课，家长可以跟孩子列举一个自己遇到的困难，说出自己的顾虑和想法以及积极的应对措施，询问孩子的意见，请求孩子的监督，直至克服困难；如果没有克服困难，也要和孩子一起怀着乐观的心态总结收获。同理，让孩子也说出自己不敢上体育课的原因和心里的顾虑，通过观察和感受父母的乐观心态，让孩子一步一步去尝试，以同样乐观的心态与父母一起分析得失，直面困难。

6. 制订并保持良好的饮食习惯

由于肥胖儿童心理问题的根源还是在肥胖症本身，解决肥胖问题，才能从根本上克服心理障碍。一般来说，家长和儿童与营养师或营养医生沟通过后，通过评估，排除其他原因引起的肥胖后，分析儿童肥胖的原因，确定每日的膳食热卡，制订个体化的膳食食谱，培养良好的饮食习惯。家长要配合营养师给孩子制订膳食，增加亲子间互动，联合学校老师的监督，通过帮助儿童减重建立儿童的信心，减轻自卑心理。

7. 增加儿童运动时间

运动可以改善焦虑情绪，提高儿童对运动的耐受性，克服恐惧心理；积极参加体育课，通过团队合作、与人接触，逐步建立正确的运动观念，逐步克服恐惧心理，增强社会适应性。例如，家长可以和孩子一起锻炼，选择孩子能适应并且喜欢的运动，如步行上下学、饭后散步、慢跑、跳操、跳绳、游泳、打球、轮滑等运动。在医生的指导下，达到个人最佳的运动状态和运动量，适量的运动可以增加热量消耗、心肺耐力，改善睡眠、焦虑情绪并有利于情绪稳定。

（二）学校和社会干预

面对日益激烈的社会竞争、家长"望子成龙、望女成凤"的期望、沉重的学习压力和复杂多变的社会环境，儿童青少年心理压力倍增。近年来，相关部门也作出了不少努力，通过不断规范网络环境，建立应用软件的"青少年模式"、实行"双减"政策，着力于帮助孩子减轻压力，但目前仍需要攻克较多难关。肥胖儿童面临的心理问题不仅需要孩子、家长的关注，还需要学校、教师和社会各界的共同努力。

1. 学校

学校方面，目前具备心理指导能力的师资力量相对缺乏，学校可以联合家庭、附近医院共同采取措施，着力于发现孩子的心理问题并互相配合进行一系列的心理干预。例如，学校可以和医院或其他心理部门合作，定期开展心理健康教育讲座或利用官方网络平台，定期发布相关心理健康科普文章。邀请家长和孩子一起学习心理健康知识，科普常见的儿童心理行为问题，让孩子和家长关注并正确认识心理行为问题，学习简单易行的心理行为问题的干预方法，有利于预防轻度的心理行为问题，并在一定程度上缓解中、重度心理行为问题。

学校还可以定期进行心理行为问题筛查，如每学期邀请家长和孩子填写心理行为问题的筛查问卷，筛选出有心理问题倾向或已经出现心理行为问题的孩子需重点进行心理指导。开办学校心理咨询室，开展心理咨询服务及个体化的心理指导。同时，联合营养师或营养医生，科普肥胖对身体的危害及不良影响，帮助孩子和家长建立良好的健康观念，还可以设立健康咨询通道，针对性地进行营养指导。

2. 社会

社会支持是儿童青少年成长中重要的因素，孩子们获得来自同学、老师、朋友的支持越多，可以拥有更健康的心理状态，当面对困境时越有自信和能力克服。研究发现，当儿童或青少年处于应激状态时，社会支持可以帮助其缓解不良的心理情绪。良好的社会支持可以帮助超重肥胖儿童减轻或摆脱心理行为问题的困扰。

在社会层面，可以充分利用大众传播媒介，关注肥胖儿童心理行为问题，积极引导良好的社会风气，增加公众心理健康知识，提升肥胖儿童心理健康水平。可以在电视、报纸、网络平台及公众平台播放宣传心理健康知识的视频，引导儿童正视心理行为问题，帮助肥胖儿童形成正确的人生观与价值观，掌握应对常见心理健康问题的方法。对于小朋友居住的社区，可以开展社区心理健康教育，发放儿童单纯性肥胖防治指南，建立儿童自我身体及心理保健意识，预防单纯性肥胖和心理行为问题的发生。只有全社会都高度关注肥胖儿童心理健康问题，才能更加有利于肥胖儿童心理健康问题的有效解决，为肥胖儿童心理健康保驾护航。

（三）向心理医生求助

经过一段时间的努力和尝试，肥胖儿童的心理问题没有得到缓解或好转，或有些肥胖儿童出现更为严重的心理行为问题，需要及时去正规医院就诊，寻求营养师和心理医生的帮助。对于某些深陷心理问题困扰且思绪比较混乱的孩子，可预见下的努力和尝试均无用，应根据孩子的实际情况，及时寻求心理医生对其进行心理干预和治疗。

第四节　儿童青少年肥胖的家庭环境管理

当发现孩子有肥胖趋势时，很多家长习惯于责备孩子的不良生活习惯，如爱吃零食、不运动等，但责备是最低效的教育方法，在孩子以家庭为中心的生活中，家长的正确引导在孩子的肥胖管理中起着至关重要的作用。因此，先改变思想和习惯，并与孩子进行沟通，是家长要做的第一件事。

一、不做嘴炮父母，多方合作一起减重

多数儿童肥胖，都和家长在教育过程中的不良引导有关，或是模仿了家长的不良行为。所以，在儿童减重的过程中，重要的执行人，不只是孩子，还有家长。作为孩子生命中的"第一导师"，如何正确地引导孩子关注自身健康，建立自律的生活，是一件非常重要的事。当孩子逐渐产生一些不良习惯，或身体有发胖趋势时，家长不能过分生气和着急，而要静下来，好好思考孩子在成长过程中，尤其是家庭的喂养环境是否存在一些问题。也许是过度溺爱让孩子不懂克制，也许是缺少关心让孩子沉溺于美食，再或是父母也习惯了随性的生活方式，使很多不良习惯或者不适合孩子的生活习惯影响了孩子。因此，孩子的减重教育，家长也要给自己上课。对于父母来说，我们要"从理论到实践"，与孩子、医务人员、教师相互合作，共同做好减重管理。

二、家庭可以做些什么

（一）营造良好家庭就餐氛围

一个良好的就餐氛围，其实应该从小开始营造。都说餐桌文化是家庭成员关系的缩影，拥有一个舒适健康的就餐氛围，对于孩子的成长，培养饮食习惯是非常重要的。如果一个家庭从小教育孩子"食不言，寝不语"，那么对于孩

子来说，就餐就成了一个严肃、煎熬的过程。也许她或他会习惯于快速吃完饭，然后长舒一口气：终于自由了。这样的氛围，肯定不是一种良好的就餐氛围。

对于还没有自主进食，或刚学会自主进食没多久的孩子来说，单独就餐不如和家人一起就餐的食欲好。有些家长会因为要照顾孩子吃饭，在大人饭点前就先喂孩子吃好，长此以往孩子会产生孤独感和隔离感，也可能不喜欢进食。因此，越早开始让孩子和家人一起进食，越能给他一种良好的就餐体验。最好在餐桌上有一个孩子自己的固定座位，让他从小就融入家庭就餐环境中。

对于孩子来说，就餐环境应该是温馨的、轻松的。家人可以在就餐过程中进行一些轻松的谈话，同时也让孩子有参与感。要注意，避免在餐桌上教育孩子，或者责问式交流，这样的行为也会无形中让孩子对家庭就餐感到压力。当然，也要避免玩笑或者过度嬉闹，分散孩子的就餐注意力。

有一些家长喜欢一边吃饭，一边刷视频、看电视，无形之间就产生了一种不好的氛围，把吃饭和娱乐活动相结合，可能会造成无意识地过多摄入食物，也不利于亲子之间的关系。

总而言之，不管家中有多少人一起就餐，让孩子拥有一个稳定、轻松、固定的就餐环境，更容易培养孩子的良好饮食习惯。如果过去没有做到，那么就从现在开始改变吧！

（二）向不良饮食习惯说不

饮食习惯，不仅包括了口味、食物偏好，还包括就餐时间、饮食结构等，改变不良的饮食习惯，对于儿童减重来说是最重要的事情。那么，当孩子不知不觉中形成了不好的饮食习惯，家长如何帮助纠正呢？

首先，胖宝宝的家长需要知道，儿童减重和成人大不同，当下成年人常常使用的间歇性禁食、减肥药物等减肥方法，在儿童身上并不适用。所以，我们不能生搬硬套成年人的减重方法，而要帮助孩子培养稳定、健康的饮食习惯。其次，按照孩子和自己的作息固定好三餐时间，比如控制早餐时间在6:30~8:30，午餐时间在11:30~13:30，晚餐时间在18:00~20:00。最后，尽量自制餐食，控制油、盐、糖的使用量，搭配好主食、蔬菜、荤菜的食用量，减少在外就餐的机会。

如果孩子有挑食习惯，可以考虑使用儿童餐盘，帮助其搭配好每餐的食物种类和份量，尽量教育孩子吃完全部食物。如果孩子不愿意吃某种食物，不用过分生气或者批评，也不要放弃这种食物，可以尝试改善制作这种食物的方式，尽量把孩子不喜欢的食物做成好吃的样子，少量多次来引导改善其挑食情况。另外，偶尔让孩子体会挑食没吃饱，也没有加餐的饥饿感也不是一件坏事。

此外，避免孩子吃零食，最好的方法就是避免或减少家里的零食。如果家中总是有高热量、高诱惑力的美食，对于自控力很差的孩子来说，肯定是很难忍住的。如果一定需要买零食，可以少量、定量和有选择地购买。如果孩子实在饥饿，可以少量吃一些水果、坚果、牛奶作为加餐，避免过度加餐，并注意不要把加餐和正餐混淆。

（三）全民运动，全家运动

养成运动习惯最好的地方就是家庭。当家长希望孩子能减重，好好锻炼的时候，最好的方法就是和孩子一起运动。试想一下，如果家长也喜欢偷懒，那么自控力不强又善于模仿的孩子怎么会好好坚持锻炼呢？

坚持运动习惯的第一步就是制订好运动计划，运动计划包括运动时长、频率、运动类型，以及遇到突发事件的应急方案。选择好一个固定的锻炼时间是很重要的，这样可以帮助培养运动习惯，也让生活更加规律。当然，这也需要根据孩子兴趣和身体状况，选择孩子更能接受的运动方式，或者带有趣味性的运动。选择合适的运动场地同样重要，如果决定将一些户外运动作为长期计划的一部分，那么要考虑到当遇到一些特殊情况的时候，如何做好相应的对策，尽量避免计划中断停止锻炼。

制订好运动计划后，接下来的事情就是做一个良好的计划执行者。作为家长，与孩子一起锻炼，既可以帮助建立好亲子关系，又可以一起培养锻炼习惯。注意，在一起锻炼的过程中，家长要避免将自己变成一个"监管者"，以一种监管、督促的方式，让孩子运动；最好使自己成为一个"同行者"，让孩子感受到，爸爸妈妈在和自己一起努力，我不是孤单的。

如果家长也参与到孩子的减重过程，和孩子一起锻炼，那么孩子的依从性会变得更好，也更容易坚持下去！

（四）过度关心非好事

在很多时候，家长的过度关心，会引起孩子的紧张感，或者加重孩子的逆反情绪。家长们要知道，孩子的情绪是非常敏感的，特别是青春期。如果给予过度的关注，孩子很快就会意识到家长情绪的反常，开始进行自我怀疑、自我批判，从而导致焦虑、抑郁或逆反。因此，即使着急，也不能表现出过分的忧虑，可以将我们的担忧转化为行动，比如控制饮食，或带着孩子去运动，而不是在语言上刺激孩子，尤其要避免一些讽刺、激将的方式。因此，当我们要帮助孩子减重时，请注意避免以下措辞。

"你一定要减肥了，不然以后没有人会喜欢你哦。"——避免引起孩子对身材根深蒂固的焦虑心理，将"爱""尊重"等情感需求和身材挂钩。要教育孩子，我们是为了自身健康，将体重维持在合理的范围，即使现在身形并不是很令人满意，爸爸妈妈也会一如既往给予爱和鼓励。

"最近都吃这么少了，怎么还没有掉秤啊。"——这样引起焦虑的话在和孩子交流时是要尽量避免的。首先，一般体重秤只能反映总重，肌肉和脂肪含量是无法检测到的，所以单看体重变化是不够的；其次，在减重的过程中，遇到瓶颈是非常正常的事情，因为减重是一个长期的过程，在临床营养科专业营养师和医生的指导下，长期坚持才能看到成效。如果一段时间体重没有变化，也应该鼓励孩子坚持饮食和运动管理，可以做简单复盘，及时到营养科复诊随访，而不是把焦虑情绪传递给孩子。

"就你这种态度，怎么可能减得下来。"——家长要重视，避免将生活习惯差、叛逆情绪等，归结为孩子减重失败的原因。"归因"是家长的自我总结，而不是给孩子的观点输出，重要的是如何改变孩子的态度和习惯，引导孩子做出规划，行动起来。改变原有的习惯并不是一件简单的事情，需要家长有更多的耐心去指导。

三、以"家庭为中心"的综合干预

当家长意识到孩子存在肥胖风险，并且愿意做出改变，已经是迈出很重要的一步了。但仅凭家长自己，可能会落入一个"当局者迷"的境地，难以发现自己什么地方做得不好，或不知如何做出改变。这个时候，如果家长愿意去寻求专业人员的帮助，那么一定会起到事半功倍的效果。

早在 2007 年，编者所在医院就提出了"家庭 – 学校 – 医院"的儿童减重管理模式，采用以家庭为核心的儿童减重模式，取得了很好的效果。在这个模式中，家长充当了最大执行者的角色，需要以一整个家庭为中心，完成饮食、运动和生活方式改善的管理，并且进行记录；而学校则起到一个筛查、随访、指导、监督的作用；医院则是制订减重方案，权威的监督作用。在这样一整套流程中，将肥胖儿童的减重管理分为了 3 个板块，分别为规划、执行、监督孩子的计划，在这样的管理模式下，全家人对于健康生活方式的认知都有了更好的提高，家庭生活健康质量也得到了明显的提升。

在此基础上，大家也越来越意识到儿童减重的复杂性，以及家庭在这个环节中的重要性。对于家长而言，更好地提升认知、了解健康知识，作为"执行者"，才可以更好地帮助孩子减重。营养师、医生、老师，将减重的"知、信、行"普及到每个胖宝宝的家庭中，助力孩子完成减重。当然，无论专业人士可以提供怎样的指导，家长们也应该知道，儿童减重永远是以"家庭为中心"，家庭的全力支持才是最重要的。

第五节　儿童青少年肥胖的一体化管理策略

近年来，随着我国社会经济的高速发展和人民生活水平的提高，我国儿童青少年的健康状况逐步改善，同时，儿童青少年膳食结构及生活方式发生深刻变化，加之课业负担重、身体活动不足、营养不均衡现象广泛存在，超重和肥胖的发生率逐年攀升，已成为危害我国儿童身心健康的重要问题。为此，国务院、国家卫生健康委员会、教育部和共青团中央都相继颁布针对肥胖控制的规划和管理的规定，并要求将儿童青少年超重和肥胖年均增幅在基线基础上下降70%，但是如何有效开展儿童青少年肥胖的预防和管理，仍需要进一步的研究。

一、学校方面

1. 超重和肥胖筛查

每学期开展身高和体重的测量，计算 BMI，通过采用 2018 年发布的中华人民共和国卫生行业的《学龄儿童青少年超重与肥胖筛查》标准筛查 6 岁及以上儿童青少年超重与肥胖情况。对于 6 岁以下的儿童，推荐使用 BMI 和《中国0~18 岁儿童、青少年体块指数的生长曲线》中的标准。对于发现已经是超重和肥胖的儿童，建议家长及时带儿童去医院临床营养科就诊，积极采取措施干预。

2. 开展食育教育课程

食育教育课程是有效开展营养知识普及的有效方式，通过开设营养、膳食、烹调和运动科普课程，系列介绍肥胖的诊断、肥胖的危害、肥胖的预防、食物的营养、食物的搭配、食物的烹调、食品标签、运动的益处和方式等食育教育课件。

对于食育教育，建议每学期开展 2~3 次示范课，同时邀请家长、保健老师、烹调师傅共同参加。对于授课教师，可以是专业老师、卫生保健老师，也可以是医院营养专家。

3. 科普活动

每学期以健康体重为主题，开展 1~2 次主题班会、黑板报评比（教师和学生参与）、话剧和小品表演（家长和学生参与），或食物搭配的作品比赛（家长和学生）等。创作营养、烹调和运动方面的科普视频和科普文章，形成微课堂，以便长期观看和学习。为学校厨师讲解健康烹调在预防肥胖中的重要性，尤其注重油盐的合理使用，避免提供高脂、高糖、高盐的食物。

在每年的全民营养周、中国学生营养日、世界肥胖日等活动期间，组织学校的集体活动，也可以邀请医院专业的营养师或医生开展科普讲座和活动指导。

二、社区方面

在社区方面，社区卫生服务中心、居委会等一般会承担起相应的健康宣传工作。为了更好地向家长、孩子普及超重肥胖判断和管理，可在小区宣传栏、楼栋，或者社区卫生服务中心等场所张贴肥胖相关的科普展板，制作和发放营养和运动科普宣传手册。定期开展科普教育课程，帮助社区居民学习和了解肥胖的诊断、肥胖的危害、肥胖的预防、食物的营养、食物的搭配、食物的烹调、食品标签、运动的益处和方式等方面知识。对于发现超重肥胖的儿童青少年，并可先去社区卫生中心进行专业的初筛，若判断为超重或者肥胖，可及时转到医院相关科室就诊。

此外，对于油勺、盐勺、厨房秤的使用，也可以在社区活动中进行发放和宣传，让居民们掌握如何合理控油、控盐，从而可以更好地控制体重。

三、医院方面

对于发现超重肥胖的儿童，家长应该及时带孩子前往医院就诊。医院应该通过以临床营养科为中心的肥胖专科门诊，或多学科门诊，对肥胖儿童进行综合医学评估，判断其程度以及是否有代谢相关并发症的发生，并制订饮食、运动、生活方式、药物等综合干预方案，设定定期随访计划。

第十章

儿童肥胖 36 个问题与误区

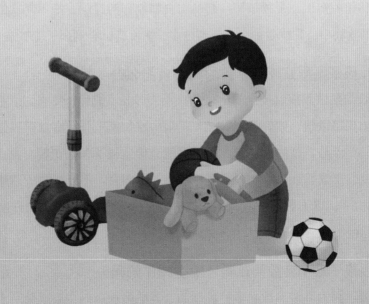

1. 如何做到食物多样化

每一餐可以选用小分量、多种类的方式，尽可能丰富食物种类；注意同类食物的互换，如中午吃猪肉、牛肉等，晚上吃鱼虾等水产类；同时注意食物的搭配，如可以在粳米饭中添加杂粮、杂豆和薯类，如小米、黑米、紫米、红豆、绿豆、玉米、地瓜、红薯等进行粗细搭配，绿叶蔬菜中可以添加胡萝卜、黑木耳、彩椒等进行颜色搭配的同时丰富膳食种类。

2. 孩子吃饭速度如何掌控

虽然学龄期儿童摄入的食物种类已经接近成年人，但是他们的咀嚼能力和消化能力仍然有限。家长在制作食物时，可以将蔬菜、肉类适当地切碎切细，制作成肉糜、肉丸等细软易消化的食物，将进餐时间控制在20~30分钟。另外，要营造良好的进餐氛围，避免进餐时看电视、玩玩具等让孩子分心的事件。

3. 孩子挑食、偏食怎么办

孩子出现挑食、偏食现象，需要耐心引导，可以简单地讲解各种食物的营养特点和相关知识，带领孩子一起参与食物制作的过程，把不喜欢的食物混合在喜欢的食物中，先少量加入，逐渐增多，多次尝试直到孩子能够接受。

4. 孩子不喜欢吃饭，就爱吃零食怎么办

家长先要做到按时按点的给孩子吃饭，形成习惯后，每当到了这个时候孩子就会出现饥饿感，做好吃饭的准备；很多家长家里备着零食，或是给孩子时不时吃一些点心，这些高热量的食物可能会导致孩子在吃正餐时没有胃口，时间久了就会形成恶性循环，因此要控制孩子的零食，不超过整天总膳食摄入量的10%~15%，以不影响正餐为宜，且选择新鲜天然的食物，如乳制品、坚果类、粥、蛋类等。

5. 孩子喝了乳酸菌饮料还需要喝牛奶吗

需要。因为乳酸菌饮料不是乳制品，乳酸菌饮料的主要成分是水，其次才是奶及各种添加剂，其蛋白质含量远远低于乳制品，不能替代牛奶。且市场上

大多乳酸菌饮料会添加甜味剂等，不适合给超重肥胖孩子多喝。

6. 孩子不爱喝水，只喝饮料可以吗

过多饮用饮料，尤其是含糖饮料，会造成能量摄入过多，从而导致肥胖或营养不良等问题，建议家长尽量不要在家中备饮料、果汁等，口渴了就给孩子饮用白开水，逐渐远离饮料，养成喝白开水、矿泉水、花茶水的习惯。

7. 孩子正在长身高，可以多喝骨头汤吗

骨头当中虽然含有大量的钙质，但即便是长时间熬制出的骨头汤也难以产生大量可以供人体吸收的游离钙，因此喝骨头汤补钙这种说法并不科学。而且荤汤中含有较多脂肪及嘌呤，不建议肥胖儿童过多食用。

8. 孩子不喜欢吃蔬菜，多吃点水果就行了吗

不行。虽然蔬菜和水果在营养成分和功能上有很多相似之处，但是它们是两类食物，多数蔬菜的维生素、矿物质和膳食纤维的含量是高于水果的，所以水果不能替代蔬菜。而且水果中果糖的含量远远高于蔬菜，多吃可能加重儿童肥胖。

9. 坚果营养丰富，是专家推荐的零食，可以多吃点吗

坚果富含植物蛋白质、脂肪、维生素和矿物质，是不饱和脂肪酸和维生素 E 良好的食物来源，已有研究表明，适当地摄入坚果可以降低心血管疾病的发生风险。但是坚果摄入并非没有限量，坚果脂肪含量极高，大部分坚果脂肪含量高达 44%~70%，有的坚果更可能高达 70% 以上，因此绝大多数坚果的能量密度较大，可达 2093~2930kJ/100g，过量食用可能导致能量、脂肪摄入过量，进而引发肥胖和相关疾病。《中国居民膳食指南（2022）》推荐，每周摄入 50~70g 坚果较为适宜，可分 2~3 次吃。

10. 既然不推荐喝可乐等碳酸饮料，那"零度可乐"这类饮料可以喝吗

可乐含大量添加糖类，可引起肥胖，因此不推荐饮用。"零度可乐"等是

近年来新兴的甜味饮料，不含蔗糖，使用甜味剂产生甜味。可以肯定的是，国家市场监督管理总局和美国食品药品管理局（FDA）等都认可了代糖的安全性，但代糖在某些健康问题上确实尚存争议，吃得保守一点显然更稳妥。另外，碳酸饮料因添加了大量碳酸，一般具有饱腹感，应避免过多饮用。值得注意的是，儿童青少年往往缺乏辨别能力，应警惕孩子长期饮用甜味饮料，以避免对饮料和甜味食品引发依赖性。

11. 孩子不爱吃水果，可以用果汁代替吗

不建议。果汁不能等同于水果。果汁一般会过滤掉水果中的"渣滓"，也就是膳食纤维，使其营养价值大打折扣。在制备果汁的过程中，水果将经过捣碎和压榨等处理，还可能经过长时间的放置，使水果中的许多易被氧化的维生素等被破坏，并滋生细菌。此外，果汁相比水果可能产生偏酸、偏淡等口感，有的家长会添加糖调节口味，额外增加了孩子添加糖的摄入量。如果需要添加果汁作为零食，应尽量选择无添加的鲜榨果汁，并及时食用，避免放置时间过久。目前市面上也有一些果味饮料，其含果汁量可能不足 10%，但却添加了大量的糖等调味，口味较好且容易饮用过量，造成肥胖等健康问题，家长应注意甄别。

12. 孩子学习很累，可以喝功能性饮料提神吗

功能性饮料指通过调整饮料中的天然营养素的成分和比例，来适应某些特殊人群饮用，具有调节机体功能的作用，但不以治疗疾病为目的。大部分功能饮料的主要作用为抗疲劳和补充能量。许多提神抗疲劳的功能性饮料添加了大量的牛磺酸和咖啡因等，对于学龄前期和学龄期的儿童来说，过量的咖啡因可刺激神经系统，使儿童处于高度兴奋的状态。许多功能性饮料明确标注不建议14 岁以下儿童饮用。因此，不建议儿童使用功能性饮料提神。对于 14 岁以上的青少年来说，因其神经系统仍处于发育阶段，也不提倡使用功能性饮料，建议家长、老师用劳逸结合、寓教于乐的方法，引导孩子适度学习，健康学习。

13. 孩子喜欢吃榴莲、牛油果，这属于推荐的新鲜水果吗

新鲜的榴莲、牛油果，属于新鲜水果。但这两种水果的营养成分较为特殊，属于能量和脂肪含量较高的水果。榴莲能量约为 628kJ/100g，其中蛋白质 2.6g/100g，脂肪 3.3g/100g，碳水化合物 28.3g/100g。牛油果能量含量约为 716kJ/100g，其中蛋白质 2g/100g，脂肪 15.3g/100g，碳水化合物 7.4g/100g。由此可见，两者有其独特的营养价值，但不推荐代替其他水果每天食用，否则可能会增加肥胖的发生风险。

14. 孩子有点发胖，可以吃无糖饼干、全麦面包作为零食减肥吗

可以，但应注意甄别。市面上许多"无糖饼干"，宣称无添加蔗糖，但是饼干主体为淀粉，仍可经消化转化为葡萄糖，即使未添加糖，其碳水化合物含量也并不低。此外，这类饼干，因为不添加糖，一般会添加大量的脂肪改善饼干的口感，因此，一块无糖饼干能量密度并不低，不能用来减肥。现在的许多全麦面包往往并不"货真价实"，实际上并不是用全麦粉制作出来的，而是普通的小麦粉加入糖浆、焦糖混合制作而成，也就是染色的全麦面包，或者在普通面包表面添加燕麦等谷物，但实际面包本身仍然是小麦粉制成的。这样的全麦面包能量含量也比较高，不能用于减肥。对于需要控制体重的孩子，可以选用新鲜水果、奶类、坚果和谷薯类，如红薯、紫薯、芋头、玉米、纯燕麦片等作为零食，或在家自制面包等，选用全谷物为原料，避免添加脂肪和糖类。所以，选购时需关注包装上的配料表和营养标签。

15. 向心性肥胖的孩子是不是多减减肚子就好了

对于肥胖的人减肥没有局部减肥之说，脂肪的消耗基本上是全身均匀消耗的。适合的运动首先是全身性的运动，比如快走、慢跑、游泳、各种球类运动、健身操、舞蹈、武术等，还有运用一些器械来运动，比如跑步机、椭圆机、划船机等。跳绳对于超重者来讲也是不错的，但一定要注意姿势标准，重度和极重度肥胖不适合，由于双膝负重过多，容易引起损伤。

16. 有氧运动有哪些

日常生活中，大多数运动都是有氧运动，如快走、跑步、游泳、各种球类运动、跳绳、跳舞、骑自行车等。对于减重的儿童，一般首先建议选择有氧运动，因为有氧运动不仅可以消耗糖分、脂肪，还能够增强心肺功能。但是，对于重度肥胖或者心肺功能异常的儿童，应在医生的全面评估和指导下开展相应运动。

17. 生活中的家务和娱乐类活动算有氧运动吗

除了一般的有氧运动外，平时的爬楼梯、拖地板、洗衣服、刷鞋子、打扫卫生、互动类的游戏（老鹰抓小鸡、丢手绢、跳皮筋、拔河、萝卜蹲、抢椅子等）均可以作为日常生活中的运动选择，不仅有趣味，还可以减少久坐和屏幕时间。

18. 运动前后如何合理进水呢

总体原则为少量多次饮用。

运动前： 一般在运动前 2~3 小时进补水 2~3 次，总量以 500~700mL 为宜。临近运动时不宜大量饮水，运动前 15~20 分钟饮用 150~200mL 水即可。若补水过多，大量液体积聚在胃部，运动时大幅晃动，易引起不适。

运动中： 少量多次补水，每隔 15~30 分钟补充 100~300mL。当运动时间超过 60 分钟，或进行强度较大的运动时，可以适当补充一些运动饮料，保证体内的钠钾平衡。

运动后： 少量多次，不可暴饮。原则上，运动后补水每小时不应超过 800mL。而且由于运动后补水时人体摄入的水分无法即刻进入细胞中，因此在停止运动后的几个小时应该持续补水。

19. 运动饮料跟普通饮料有什么不同吗

运动饮料是一种能为机体补充水分、糖、电解质与能量，可被人体迅速吸收的饮料。运动饮料含有与体液浓度相近的钠、钾、氯等电解质，用以补充运动中通过汗液丢失的电解质。运动饮料往往很容易与一些功能性饮料混淆，如维生素类饮料，含蛋白质、多肽、氨基酸类的饮料，矿物质饮料，有些功能性饮料中甚至会加入咖啡因，因此不建议儿童、青少年饮用。

20. 运动完后能喝运动饮料吗

一般在运动强度较大或运动时间超过 60 分钟时，才会考虑适当补充运动饮料，而且建议运动中就开始补充，以及时补充丢失的电解质。但是，减肥人士，尤其是儿童一般不建议喝运动饮料。首先运动强度和时间基本达不到要喝运动饮料的标准，其次运动饮料虽然含糖量低于一般含糖饮料，但每 100mL 含碳水化合物约在 6.5g 左右，一瓶 500mL 饮料也有 544kJ，会使减肥效果大打折扣。因此建议喝白水、无糖茶等。如果减肥采用的高强度间歇训练方式，根据个人耐受，可以运动间歇少量补充。

21. 每天的运动时间有什么讲究吗

一般不建议中午运动，下午 3~6 点是最佳的运动时间。如果清晨空腹运动，注意适当补充碳水化合物及水分，运动结束 30 分钟后进食，减肥期间应注意热卡累加是否超标。晚间运动注意如果为餐后，要在餐后 1 小时，因为血液聚集在消化道，可能运动时容易疲惫，也不利于餐后胃肠道食物的消化和吸收。晚餐后 3 小时运动比较好，适当补充水分，但睡前不宜剧烈运动，以免影响睡眠。

22. 每次运动多久合适

若无运动习惯，可每天从 5 分钟开始，根据孩子可耐受的情况，逐渐增加运动时间，循序渐进达到医生制订的每天运动时间，避免超负荷运动。在达到要求的时间后，若无完整的时间，一般也可以分多个时间段完成要求的运动时间。

23. 孩子每天在 10 点前睡觉就可以了吗

不是的。不同年龄段的孩子睡眠时间是不一样的。一般情况下，小学生每天睡眠时间是 9~12 小时，中学生的睡眠时间是 8~10 小时。而 5 岁以下的孩子睡眠时间最长可达到 17 小时。所以应根据孩子们的年龄合理计算睡眠时间，保证足够的睡眠时间。

24. 5 岁以内孩子的白天睡眠时间是否算在总睡眠时间内

算的。5 岁以下孩子的睡眠时间比较长，仅靠夜间睡眠难以达到要求，所以白天的小睡也是算在一天的睡眠总时间内的。

25. 夜间睡眠不足，白天补觉就可以了吗

不可以。一方面是因为生长激素的分泌主要在夜晚，如果晚上睡眠时间不足，仅靠白天补觉，是无法弥补激素分泌不足的缺陷。另外，较长时间的白天补觉，同样会影响夜间睡眠，形成恶性循环。当然，对于学龄期儿童，条件许可的情况下，白天适当午睡，有利于精力的恢复，但不建议过长。

26. 孩子晚上睡觉害怕，可以不关灯吗

不可以。多个研究表明，夜间强光睡眠会增加肥胖和心血管疾病的风险。如果情况许可，应关灯睡觉，若必须开灯，可尝试适当地遮光，或戴眼罩，或者将床的位置移动至非光射区。

27. 小时候胖点可爱，长大了自然会瘦，正确吗

错误的。孕期、出生、婴儿期和学龄前阶段是生命周期中四个容易发生肥胖的窗口期。学龄前儿童是饮食和生活习惯等养成的重要时期，研究显示，学龄前肥胖的儿童有更高的概率延续为肥胖学龄儿童甚至肥胖成人。而且，儿童肥胖还会带来心血管系统、内分泌系统、呼吸系统和运动系统，心理行为及认知、智力等多方面危害，因此不容小觑。

28. 减肥就是要少吃荤菜甚至吃素，正确吗

错误的。动物类食物作为优质蛋白质的主要来源，对处于生长发育过程中的儿童尤为重要。当然，好胃口的儿童会在大量吃肉的同时摄入过量的油脂和能量，而这些恰恰是导致肥胖的幕后推手。因此，在儿童减肥过程中，肉类选择精瘦肉，鸡鸭等禽类应去皮食用，鱼虾蛋奶也都是很好的选择，摄入量按年龄的推荐量食用。在烹饪方式中，以清蒸、水煮等方式为宜。

29. 果汁、牛奶不限量，正确吗

错误的。很多家长以为果汁、牛奶都是健康食品，因此不限制儿童的饮用。对于果汁而言，无论是鲜榨还是商店成品，都比完整的水果含有更高的糖分和更少的营养素（见光分解、机械破坏等），不仅需要限量，而且最好选择完整的水果本身作替代。需注意的是，即便是水果本身，仍以每天一份为宜。

至于牛奶，我们常说多喝牛奶多长高，是因其富含蛋白质和钙质，但过量喝奶，容易摄入过量的脂肪。因此，对于肥胖儿童，可以选择低脂或脱脂牛奶，每天饮用 300~400mL，同时应积极进行身体锻炼，以促进钙质吸收和利用。

30. 主食全部用粗粮替换，正确吗

错误的。由于升糖指数低，粗粮在减肥人群中备受推崇。但对于消化系统尚未发育完善的儿童来说，过多的粗粮摄入会加重胃肠功能负担，造成腹胀、消化不良等问题，同时也会影响人体对钙、铁等营养素的吸收，影响儿童的身体健康。因此，粗粮在主食的占比中不宜超过 1/3。

31. 减肥就是吃饭越少越好，正确吗

错误的。由于儿童处于生长发育阶段，不能过度地限制食物的摄入，以免影响营养素的摄入。对于减重时期的膳食选择，首先，应该避免选择高能量的食物，尤其是各类糖果、饮料、冰淇淋、蛋糕等食物，并注意减少烹调油的摄入；其次，对于减重时期的能量和各类食物的摄入，应根据不同年龄和性别，在医生和营养师的指导下，进行选择。

32. 选择高强度的运动，正确吗

错误的。因为体重基数大、高强度的运动容易出现膝盖损伤等问题。由于大部分的肥胖都是不良的生活习惯所导致的，所以在减肥初期，我们应以剔除坏习惯为主。除了不恰当的饮食习惯，肥胖儿童大都习惯久坐，我们可以把他从板凳上拎起来，培养其参与户外活动的兴趣，比如骑车、打球、游泳等，多步行上下学，假日时可安排郊游、爬山等活动，每天的运动时间最好能达 1 个

小时。至于是否选择高强度的运动，可在瘦下来一些之后，再在专业人士的指导下进行。

33. 肥胖就是营养过剩，正确吗

错误的。尽管大部分的肥胖都是因为营养过剩，仍有部分儿童是肾上腺或脑垂体等器官疾病所导致的。在减肥前，应先前往医院进行相关身体检查排除相关疾病更为安全有效。若真是疾病所导致的肥胖，在对疾病进行治疗后，体重即会逐渐恢复正常。

34. BMI 或者体重超标，就可以判断为肥胖，进行减重治疗，正确吗

错误的。无论是 BMI 还是体重，都是需要测量体重和身高进行计算的，这种方法最常用，也最便捷。但是对于肌肉较为发达，或者运动较多的儿童，虽然体重超标，但可能是身体的肌肉量比较高，而脂肪并未超标。因此，需要到医院进行身体成分分析，了解体脂肪的含量以便检测是否是真的肥胖，再考虑是否需要治疗。

35. 孩子减重，只需要去一次医院，之后自己在家减重，正确吗

错误的。一旦发现孩子肥胖，应及时前往医院诊疗，经过医学评估后，在医生和营养师的指导下制订合理的膳食处方、运动处方、辅助用药处方。之后仍需要定期随访，观察减重效果，以便随时调整各类减重方案。

36. 孩子肥胖后，可自行购买减肥药物进行减重，正确吗

错误的。当前尚未有针对儿童时期的减肥药物，而且儿童时期的减重，一般建议首选调整生活方式，比如均衡饮食、低油烹调、减少高能量零食、适当增加运动。对于合并有脂肪肝、胰岛素抵抗、糖尿病的肥胖儿童，需要在医生的指导下合理用药。

附　　录

附录 1　3~6 岁男童年龄别、身高别的血压参考标准

年龄（岁）	身高范围（cm）	收缩压（mmHg）				舒张压（mmHg）			
		P_{50}	P_{90}	P_{95}	P_{99}	P_{50}	P_{90}	P_{95}	P_{99}
3	< 96	88	99	102	108	54	62	65	72
	96~97	88	100	103	109	54	63	65	72
	98~100	89	101	104	110	54	63	66	72
	101~103	90	102	105	112	54	63	66	73
	104~106	91	103	107	113	55	63	66	73
	107~108	92	104	107	114	55	63	66	73
	≥ 109	93	105	108	115	55	63	66	73
4	< 102	89	101	104	111	55	64	67	74
	102~104	90	102	105	111	55	64	67	74
	105~107	91	103	106	113	55	64	67	74
	108~110	92	104	108	114	56	64	67	74
	111~113	93	106	109	115	56	64	67	74
	114~116	94	107	110	117	56	65	68	75
	≥ 117	95	107	111	117	56	65	68	75
5	< 109	92	104	107	114	56	65	68	75
	109~110	92	104	107	114	56	65	68	75
	111~113	93	105	109	115	56	65	68	75
	114~117	94	106	110	117	57	65	69	76
	118~120	95	108	111	118	57	66	69	76
	121~123	96	109	112	119	58	67	70	77
	≥ 124	97	110	113	120	58	67	70	77

（续表）

年龄 （岁）	身高范围 （cm）	收缩压（mmHg）				舒张压（mmHg）			
		P_{50}	P_{90}	P_{95}	P_{99}	P_{50}	P_{90}	P_{95}	P_{99}
6	< 114	93	105	109	115	57	66	69	76
	114~116	94	106	110	116	57	66	69	76
	117~119	95	107	111	117	58	66	69	77
	120~123	96	108	112	119	58	67	70	78
	124~126	97	110	113	120	59	68	71	78
	127~129	98	111	115	121	59	69	72	79
	≥ 130	99	112	116	123	60	69	73	80

注：各年龄7个身高范围分别表示该年龄身高< $P_{7.5}$、$P_{7.5}$~（$P_{17.5}$-1）、$P_{17.5}$~（$P_{37.5}$-1）、$P_{37.5}$~（$P_{62.5}$-1）、$P_{62.5}$~（$P_{82.5}$-1）、$P_{82.5}$~（$P_{92.5}$-1）和≥ $P_{92.5}$。测量身高若包含小数，应四舍五入取整数后再查表。

附录2 3~6岁女童年龄别、身高别的血压参考标准

年龄 （岁）	身高范围 （cm）	收缩压（mmHg）				舒张压（mmHg）			
		P_{50}	P_{90}	P_{95}	P_{99}	P_{50}	P_{90}	P_{95}	P_{99}
3	< 95	87	99	102	108	55	63	67	74
	95~96	88	99	103	109	55	63	67	74
	97~99	88	100	103	110	55	64	67	74
	100~102	89	101	104	111	55	64	67	74
	103~105	90	102	105	112	55	64	67	74
	106~107	91	103	106	113	55	64	67	75
	≥ 108	91	103	107	113	56	64	67	75

（续表）

年龄 （岁）	身高范围 （cm）	收缩压（mmHg）				舒张压（mmHg）			
		P_{50}	P_{90}	P_{95}	P_{99}	P_{50}	P_{90}	P_{95}	P_{99}
4	< 101	89	101	105	111	56	64	67	75
	101~103	89	101	105	111	56	64	67	75
	104~106	90	102	106	112	56	64	67	75
	107~109	91	103	107	113	56	64	67	75
	110~112	92	104	107	114	56	65	68	75
	113~114	93	105	109	115	56	65	68	76
	≥ 115	93	105	109	115	56	65	68	76
5	< 108	91	103	106	113	56	65	68	76
	108~109	91	103	107	113	56	65	68	76
	110~112	92	104	107	114	56	65	68	76
	113~116	93	105	109	115	57	65	68	76
	117~119	93	106	109	116	57	66	69	77
	120~122	94	107	111	117	58	66	70	77
	≥ 123	95	108	111	118	58	67	70	78
6	< 113	92	104	108	115	57	65	69	76
	113~114	92	105	108	115	57	66	69	77
	115~118	93	106	109	116	57	66	69	77
	119~121	94	107	110	117	58	67	70	78
	122~125	95	108	112	118	58	67	71	79
	126~128	96	109	113	119	59	68	71	79
	≥ 129	97	110	114	121	59	69	72	80

注：各年龄7个身高范围分别表示该年龄身高 <$P_{7.5}$、$P_{7.5}$~（$P_{17.5}$-1）、$P_{17.5}$~（$P_{37.5}$-1）、$P_{37.5}$~（$P_{62.5}$-1）、$P_{62.5}$~（$P_{82.5}$-1）、$P_{82.5}$~（$P_{92.5}$-1）和≥$P_{92.5}$。测量身高若包含小数，应四舍五入取整数后再查表。

附录3 7~17岁男生年龄别身高水平参考值（cm）

年龄（岁）	百分位数身高						
	P_5	P_{10}	P_{25}	P_{50}	P_{75}	P_{90}	P_{95}
7	115.7	117.9	121.5	125.5	129.5	133.3	135.4
8	120.6	122.9	126.5	130.7	134.9	138.7	141.0
9	125.0	127.4	131.4	135.8	140.3	144.2	146.6
10	130.0	132.1	136.1	140.8	145.4	149.8	152.4
11	133.7	136.4	141.0	146.0	151.3	156.5	159.7
12	138.4	141.2	146.0	152.0	158.6	164.1	167.3
13	145.1	148.2	154.0	160.2	166.2	170.7	173.4
14	151.6	155.0	160.4	165.7	170.5	175.0	177.5
15	157.2	160.0	164.4	169.0	173.4	177.4	180.0
16	160.0	162.4	166.3	170.5	174.9	178.8	181.0
17	161.2	163.3	167.1	171.4	175.6	179.5	181.9

附录 4　7~17 岁女生年龄别身高水平参考值（cm）

年龄（岁）	百分位数身高						
	P_5	P_{10}	P_{25}	P_{50}	P_{75}	P_{90}	P_{95}
7	114.3	116.5	120.1	124.1	128.1	131.9	134.0
8	119.2	121.5	125.2	129.3	133.6	137.2	139.6
9	124.0	126.4	130.3	135.0	139.6	143.9	146.5
10	129.1	131.8	136.0	141.2	146.3	150.7	153.3
11	134.2	137.1	142.0	147.3	152.7	157.1	159.6
12	139.7	142.6	147.5	152.5	157.1	160.9	163.5
13	145.6	148.0	152.0	156.1	160.0	163.8	166.0
14	148.2	150.4	154.0	157.8	161.6	165.1	167.2
15	149.2	151.4	154.8	158.4	162.2	166.0	168.0
16	150.0	151.7	155.2	159.0	162.8	166.3	168.3
17	150.1	152.0	155.3	159.2	163.1	166.6	168.8

附表 5　7~17 岁男生年龄别、身高别血压偏高筛查界值点（mmHg）

年龄（岁）	血压百分位数	收缩压 身高百分位数								舒张压 身高百分位数							
		<P5	≥P5	≥P10	≥P25	≥P50	≥P75	≥P90	≥P95	<P5	≥P5	≥P10	≥P25	≥P50	≥P75	≥P90	≥P95
7	P90	104	106	108	109	110	112	113	116	69	70	71	71	72	73	75	75
	P95	108	110	112	113	115	117	118	121	72	74	74	74	75	77	78	79
8	P90	106	108	109	111	112	115	116	119	70	71	72	72	73	75	76	77
	P95	110	112	113	115	117	119	120	124	73	75	75	76	76	78	80	80
9	P90	108	109	110	112	114	117	118	121	71	72	72	74	74	76	77	78
	P95	112	114	114	117	119	121	122	126	74	76	76	77	77	79	81	81
10	P90	109	111	112	114	116	119	121	124	72	73	73	75	75	77	78	78
	P95	113	115	116	119	121	123	125	129	75	76	76	78	78	80	81	82
11	P90	110	112	113	116	118	121	123	126	73	73	74	75	76	78	78	79
	P95	115	116	117	120	123	126	128	131	76	77	77	79	79	81	81	82
12	P90	111	113	115	118	121	123	125	128	74	74	75	76	77	78	79	80
	P95	116	117	119	122	125	128	130	133	77	77	78	79	80	81	82	83
13	P90	113	115	118	121	123	125	127	130	75	75	76	77	78	79	79	80
	P95	117	119	122	125	127	130	132	134	78	78	79	80	81	82	82	83

（续表）

年龄（岁）	血压百分位数	收缩压								舒张压							
		身高百分位数								身高百分位数							
		$<P_5$	$\geq P_5$	$\geq P_{10}$	$\geq P_{25}$	$\geq P_{50}$	$\geq P_{75}$	$\geq P_{90}$	$\geq P_{95}$	$<P_5$	$\geq P_5$	$\geq P_{10}$	$\geq P_{25}$	$\geq P_{50}$	$\geq P_{75}$	$\geq P_{90}$	$\geq P_{95}$
14	P_{90}	116	118	121	123	125	127	128	130	76	76	77	78	79	80	80	81
	P_{95}	120	122	125	128	129	131	133	135	79	79	80	81	82	83	83	84
15	P_{90}	119	122	123	125	127	128	129	131	77	77	79	79	80	80	81	81
	P_{95}	123	126	128	130	131	132	133	136	80	80	82	82	83	83	83	84
16	P_{90}	122	125	126	127	128	129	130	132	78	79	80	80	81	81	81	82
	P_{95}	127	129	130	131	132	133	134	136	81	82	83	83	84	84	84	85
17	P_{90}	125	127	127	128	129	130	131	132	79	80	81	81	82	82	82	83
	P_{95}	129	131	131	132	133	134	135	136	82	83	84	84	85	85	85	86

附录6 7~17岁女生年龄别、身高别血压偏高筛查界值点（单位：mmHg）

年龄（岁）	血压百分位数	收缩压 身高百分位数								舒张压 身高百分位数							
		<P5	≥P5	≥P10	≥P25	≥P50	≥P75	≥P90	≥P95	<P5	≥P5	≥P10	≥P25	≥P50	≥P75	≥P90	≥P95
7	P90	104	104	106	107	108	110	112	115	69	69	70	70	71	72	73	74
	P95	109	109	111	111	113	115	117	121	73	73	74	74	74	75	76	77
8	P90	106	106	108	109	111	113	114	117	70	70	71	72	73	73	75	75
	P95	110	110	113	113	115	117	119	123	74	74	75	75	76	77	78	78
9	P90	107	108	110	111	113	115	117	119	71	72	73	73	74	75	76	77
	P95	112	112	114	115	117	119	121	124	75	76	76	77	77	78	79	81
10	P90	109	110	111	113	115	117	118	121	73	74	74	75	75	76	77	78
	P95	113	114	116	117	119	121	123	125	77	77	78	78	79	79	80	81
11	P90	110	111	113	115	117	119	120	121	74	75	75	76	76	77	78	78
	P95	115	116	117	119	121	123	124	126	78	78	79	79	79	80	81	81
12	P90	112	113	115	116	118	119	121	122	75	75	76	76	77	77	78	78
	P95	116	117	119	121	122	124	125	126	79	79	79	80	80	80	81	81
13	P90	114	114	116	117	119	119	121	122	76	76	76	77	77	77	78	78
	P95	118	119	120	122	123	124	125	126	79	79	80	80	80	80	81	81

（续表）

年龄（岁）	血压百分位数	收缩压								舒张压							
		身高百分位数								身高百分位数							
		<P_5	≥P_5	≥P_{10}	≥P_{25}	≥P_{50}	≥P_{75}	≥P_{90}	≥P_{95}	<P_5	≥P_5	≥P_{10}	≥P_{25}	≥P_{50}	≥P_{75}	≥P_{90}	≥P_{95}
14	P_{90}	116	116	117	118	119	120	121	122	76	76	77	77	77	78	78	78
	P_{95}	120	120	121	122	123	124	125	126	80	80	80	80	80	80	81	81
15	P_{90}	117	117	118	119	119	120	121	122	77	77	77	77	77	78	79	79
	P_{95}	122	122	122	123	123	124	126	126	80	80	80	80	80	81	82	82
16	P_{90}	118	118	118	119	119	120	121	122	77	77	77	78	78	79	79	79
	P_{95}	122	122	122	123	123	125	126	126	80	80	81	81	81	81	82	82
17	P_{90}	118	118	118	120	120	121	122	122	77	77	77	78	78	79	79	79
	P_{95}	122	122	123	124	124	125	126	126	80	80	81	81	81	81	82	82

参考文献

[1] NCD Risk Factor Collaboration（NCD-RisC）. Worldwide trends in underweight and obesity from 1990 to 2022: a pooled analysis of 3663 population-representative studies with 222 million children, adolescents, and adults[J].Lancet, 2024, 403（10431）: 1027-1050.

[2] PAN X F, WANG L, PAN A. Epidemiology and determinants of obesity in China [J]. lancet Diabetes & Endocrinology, 2021, 9（6）: 373-392.

[3] TU A W, HUMPHRIES K H, LEAR S A. Longitudinal changes in visceral and subcutaneous adipose tissue and metabolic syndrome: Results from the Multicultural Community Health Assessment Trial（M-CHAT）[J]. Diabetes & metabolic syndrome, 2017, 2: S957-961.

[4] 程红, 李海波, 侯冬青, 等. 基于生物电阻抗法测量的体脂肪量对儿童青少年血脂异常的预测价值: 适宜体脂切点的研究 [J]. 中华实用儿科临床杂志, 2021, 36（1）: 36-41.

[5] 杨炳贤, 闫洁. 儿童青少年肥胖的营养治疗策略 [J]. 食品科学技术学报, 2020, 154（02）: 18-23.

[6] Marquina C, Mousa A, Scragg R, et al. Vitamin D and cardiometabolic disorders: a review of current evidence, genetic determinants and pathomechanisms.[J]. Obes Rev, 2019, 20（2）: 262-277.

[7] 马军. 儿童生长发育与营养 [J]. 中国儿童保健杂志, 2018, 26（9）: 932-934.

[8] 魏陈楠, 金惠玉, 陈彦凤, 等. 饮料中咖啡因对青少年儿童的健康影响 [J]. 中国卫生检验杂志, 2019, 29（21）: 136-138.

[9] 张曼, 李亦斌, 闫心语, 等. 中国城市高年级小学生饮料消费现况 [J]. 中国学校卫生, 2019, 40（2）: 175-178.

[10] 杨月欣. 中国食物成分表标准版（第6版）. 北京: 北京大学医学出版社, 2019.

[11] 中国营养学会健康管理分会. 维生素D营养状况评价及改善专家共识 [J]. 中华健康管理学杂志, 2023, 17（4）: 245-252.

[12] Grote V, Theurich M, Luque V, et al. Complementary Feeding, Infant Growth, and Obesity Risk: Timing, Composition, and Mode of Feeding[J]. Nestle Nutr Inst Workshop Ser, 2018: 93-103.

[13] 许晓丽, 于冬梅, 赵丽云, 等. 2013年中国0~5岁儿童辅食添加时间[J]. 卫生研究, 2018, 47（5）: 695-699.

[14] 首都儿科研究所九市儿童体格发育调查协作组. 2016年中国九城市七岁以下儿童单

纯性肥胖流行病学调查 [J]. 中华儿科杂志，2018，56（10）：745-752.

[15] Lobstein T, Brownell K D.Endocrine-disrupting chemicals and obesity risk: A review of recommendations for obesity prevention policies.[J] .Obes Rev, 2021, 22（11）: e13332.

[16] Motevalli M, Drenowatz C, Tonous DR et al. Management of Childhood Obesity-Time to Shift from Generalized to Personalized Intervention Strategies[J]. Nutrients, 2021, 13（4）: 1200.

[17] Baroni L, Goggi S, Battaglino R, et al. Vegan Nutrition for Mothers and Children: Practical Tools for Healthcare Providers[J]. Nutrients, 2019, 11（5）.

[18] Greger M, A Whole Food Plant-Based Diet Is Effective for Weight Loss: The Evidence[J]. American Journal of Lifestyle Medicine, 2020, 14（5）: 155982762091240.

[19] TranE, Dale HF, Jensen C, et al. Effects of Plant-Based Diets on Weight Status: A Systematic Review[J]. Diabetes, Metabolic Syndrome and Obesity: Targets and Therapy, 2020, 13: 3433-3448.

[20] Bailey CJ, Drummond MJ, Ward PR. Food literacy programmes in secondary schools: a systematic literature review and narrative synthesis of quantitative and qualitative evidence[J]. Public Health Nutrition, 2019, 22（15）: 2891-2913.

[21] Koliaki C, Spinos T, Spinou M, et al.Defining the Optimal Dietary Approach for Safe, Effective and Sustainable Weight Loss in Overweight and Obese Adults[J]. Healthcare, 2018, 6（3）: 73.

[22] Hui K, Bee P, Ruzita A T, The Great-Child Trial: A Quasi-Experimental Intervention on Whole Grains with Healthy Balanced Diet to Manage Childhood Obesity in Kuala Lumpur, Malaysia[J]. Nutrients, 2018, 10（2）: 156.

[23] Hoare J K, Jebeile H, Garnett S P, et al. Novel dietary interventions for adolescents with obesity: A narrative review[J]. Pediatric Obesity, 2021, 16（9）: e12798.

[24] Andela S, Burrows T L, Baur L A, et al. Efficacy of very low - energy diet programs for weight loss: A systematic review with meta - analysis of intervention studies in children and adolescents with obesity[J]. Obesity Reviews, 2019, 20（6）: 871-882.

[25] Vidmar A P, Goran M I, Raymond J K.Time-Limited Eating in Pediatric Patients with Obesity-A Case Series[J] J Food Sci Nutr Res, 2019, 2（3）: 236-244.

[26] Hiba, Jebeile, MeganL, et al. Intermittent Energy Restriction Is a Feasible, Effective, and Acceptable Intervention to Treat Adolescents with Obesity[J]. Journal of Nutrition, 2019, 149（7）: 1189-1197.

[27] Kumaravel R, Moore C G, Khalid A T, et al. Effect of vitamin D_3 supplementation on vascular and metabolic health of vitamin D deficient overweight and obese children: a randomized clinical trial[J]. The American Journal of Clinical Nutrition, 2020, 111（4）: 757-768.

[28] Kim J, Lim H, Nutritional Management in Childhood Obesity[J]. Journal of Obesity Metabolic Syndrome, 2019, 28（4）: 225-235.

[29] Motevalli M, Drenowatz C, Tanous D R, et al.Management of Childhood Obesity-Time to Shift from Generalized to Personalized Intervention Strategies[J]. Nutrients, 2021, 13（4）: 1200.

[30] 吴丽萍, 刘姣, 陈才, 等. 0~6岁儿童神经心理发育检测结果分析 [J]. 中国妇幼保健, 2020, 35（24）: 4831 − 4834.

[31] 崔盈, 赵金玲, 程灶火, 等. 单纯性肥胖儿童心理行为问题、自我意识及家庭因素研究 [J]. 中华行为医学与脑科学杂志, 2018, 27（11）: 988 − 992.

[32] 朱翠凤, 胡怀东, 石汉平, 等. 肥胖症治疗 [M]. 北京: 人民卫生出版社, 2023.

[33] Ahlen J, Vigerland S, Ghaderi A. Development of the spence children's anxiety scale-short version（SCAS-S）. Journal of Psychopathology and Behavioral Assessment, 2018, 40（2）: 288-304.

[34] 郑冬梅, 梁学军, 靳景璐, 等. 中国儿童肥胖的评估、治疗和预防指南 [J]. 中国妇幼健康研究, 2021, 32（12）: 1716-1722.

[35] 洪莉, 刘云曼, 周路路, 等. 儿童青少年肥胖的医学营养治疗与 HCH 管理模式 [J]. 中国儿童保健杂志, 2020, 28（2）: 120-122.

[36] Liu Z, Gao P, Gao AY, et al. Effectiveness of a Multifaceted Intervention for Prevention of Obesity in Primary School Children in China: A Cluster Randomized Clinical Trial[J]. JAMA Pediatr, 2021, 8: e214375.

[37] Zeng Q, Li N, Pan X-F, et al. Clinical management and treatment of obesity in China[J]. Lancet Diabetes Endocrinol, 2021, 9: 393-405.

[38] 学龄前儿童（3~6岁）运动指南编制工作组, 关宏岩, 赵星, 等. 学龄前儿童（3~6岁）运动指南 [J]. 中国儿童保健杂志, 2020, 28（6）: 714-720.

[39] 冯连世, 路瑛丽, 李良, 等. 儿童青少年科学健身指南 [M]. 天津: 人民邮电出版社, 2020.

[40] 王瑞青, 孔宪菲, 张华, 等. 世界卫生组织身体活动和久坐行为指南 [J]. 中国卒中杂志, 2021, 16（4）: 390-397.

[41] 张云婷, 马生霞, 陈畅, 等. 中国儿童青少年身体活动指南 [J]. 中国循证儿科杂志, 2017, 12（06）: 401-409.

[42] 王瑞元, 苏全生. 运动生理学 [M]. 北京: 人民体育出版社, 2018.

[43] Careau V, Halsey LG, Pontzer H, et al. Energy compensation and adiposity in humans. Curr Biol, 2021, 26: S0960-9822.

[44] 孙杨, 张漓. 急性高强度间歇运动和中等强度持续运动的能量消耗及底物代谢特征对比研究 [J]. 中国运动医学杂志, 2021, 40（02）: 83-91.